面向人民健康
提升健康素养

相约健康百科丛书

面向人民健康
提升健康素养

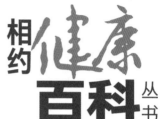
相约健康百科丛书

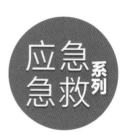
应急急救系列

灾难逃生急救

主 编 刘中民 王立祥

人民卫生出版社
·北京·

陈竺院士
说健康

相约健康百科丛书

总　序

人民健康是现代化最重要的指标之一，也是人民幸福生活的基础。党的二十大报告明确到 2035 年建成健康中国。社会各界，尤其是全国医疗卫生工作者，要坚持以人民为中心的发展思想，把保障人民健康放在优先发展的战略位置，加快推进健康中国建设，全方位全周期保障人民健康，为实现"两个一百年"奋斗目标、实现中华民族伟大复兴的中国梦打下坚实的健康基础，为共建人类卫生健康共同体作出应有的贡献。

为助力健康中国建设，提升人民健康素养，人民卫生出版社（以下简称"人卫社"）联合相关学（协）会、平台、媒体共同策划，整合各方优势、创新传播途径，打造高质量的纸数融合立体化传播健康知识普及出版物《相约健康百科丛书》（以下简称"丛书"）。丛书通过图书、新媒体、互联网平台等全媒体，努力为人民群众提供全生命周期的健康知识服务。在深入了解丛书的策划方案、组织管理和工作安排后，我欣然接受了邀请，担任丛书专家指导委员会主任委员，主要基于以下考虑。

建设健康中国，人人享有健康。党的十八大以来，以习近平同志为核心的党中央一直高度重视、持续推动健康中国建设。2016 年党中央、国务院印发的《"健康中国 2030"规划纲要》指出，推进健康中国建设，是全面建成小康社会、基本实现社会主义现代化的重要基础，是全面提升中华民族健康素质、实现人民健康与经济社会协调发展的国家战略。健康中国的主题是"共建共享、全民健康"，共建共享是基本路径，

全民健康是根本目的。人人参与、人人尽力、人人享有，实现全民健康，需要全社会共同努力。党的二十大对新时代新征程上推进健康中国建设作出新的战略部署，赋予了新的任务使命，提出"把保障人民健康放在优先发展的战略位置，完善人民健康促进政策"。丛书建设抓住了健康中国建设的核心要义。

提升健康素养，需要终身学习。 健康素养是人的一种能力：它能够帮助个人获取和理解基本的健康信息和服务，并能运用其作出正确的判断和决定，以维持并促进自己的健康。2008 年 1 月，卫生部发布《中国公民健康素养——基本知识与技能（试行）》，首次以政府文件的形式界定了居民健康素养，我很高兴签发了这份文件。此后，我持续关注该工作的进展和成效。经过多年的不懈努力，我国健康素养促进工作蓬勃发展，居民健康素养水平从 2009 年的 6.48% 上升至 2021 年的 25.4%，人民健康状况和基本医疗卫生服务的公平性、可及性持续改善，主要健康指标居于中高收入国家前列，为以中国式现代化全面推进中华民族伟大复兴奠定了坚实的健康基础。健康素养需要持续地学习和养成，丛书正是致力于此。

健康第一责任人，是我们自己。 2019 年 12 月，十三届全国人大常委会第十五次会议通过了《中华人民共和国基本医疗卫生与健康促进法》，该法第六十九条提出"公民是自己健康的第一责任人，树立和践行对自己健康负责的健康管理理念，主动学习健康知识，提高健康素养，加强健康管理。倡导家庭成员相互关爱，形成符合自身和家庭特点的健康生活方式。"从国家法律到健康中国战略，都强调每个人是自己健康的第一责任人。只有人人都具备了良好的健康素养，成为自己健康的第一责任人，健康中国才有了最坚实的基础。丛书始终秉持了这一理念，能够切实帮助读者承担起自己的健康责任。

接受丛书编著邀请后，我多次听取了丛书工作委员会和人卫社的汇报，提出了一些建议，并录制了"院士说健康"视频。我很高兴能以此项工作为依托，为人民健康多做些有意义的工作。丛书工作委员会和人卫社的同仁们一致认为，这件事做好了，对提高国民特别是青少年健康素养意义重大！

2022年11月，在丛书启动会议上，我提出丛书建设要做到心系于民、科学严谨、质量第一、无私奉献四点希望。2023年9月，丛书"健康一生系列"正式出版！丛书建设者们高度负责、团结协作，严谨、创新、务实地推进丛书建设，让我对丛书即将发挥的作用充满了信心，也对健康科普工作有了更多的思考。

一是健康科普工作需把社会责任放在首位。 丛书为做好顶层设计，邀请一批院士担任专家指导委员会的成员。院士们的本职工作非常繁忙，但他们仍以极高的热情投入丛书建设中，指导把关、录制视频，担任健康代言人，身体力行地参与健康科普工作。全国广大医务工作者也要积极行动起来，把社会责任放在首位，践行习近平总书记提出的"科技创新、科学普及是实现创新发展的两翼"之工作要求，把健康科学普及放在与医药科技创新同等重要的位置，防治并重，守护人民健康。

二是健康科普工作应始终心系于民。 健康科普需要找准人民群众普遍关心的健康问题，有针对性地开展工作，方能事半功倍。丛书每一个系列都将开展健康问题征集活动，"健康一生系列"收集了两万余个来自大众的健康问题，说明人民群众的健康需求是旺盛的，对专家解答是企盼的。丛书组织专家对这些问题进行了认真的整理、分析和解答，并在正式出版前后组织群众试读活动，以不断改进工作，提升质量，满足人民健康需求，这些都是服务于民的重要体现。丛书更是积极尝试应用新

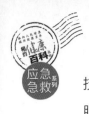

技术新方法，为科普传播模式创新赋能，强化场景化应用，努力探索克服健康科普"知易行难"这个最大的难题。

三是健康科普工作须坚持高质量原则。高质量发展是中国式现代化的本质要求之一。健康科普工作事关人民健康，须遵从"人民至上、生命至上"的理念，把质量放在最重要的位置，以人民群众喜闻乐见的方式，传递科学的、权威的、通俗易懂的健康知识，要在健康科普工作中塑造尊重科学、学习科学、践行科学之风，让"伪科学""健康谣言""假专家"无处遁形。丛书工作委员会、各编委会坚持了这一原则，将质量要求落实到每一个环节。

四是健康科普工作要注重创新。不同的时代，健康需求发生着变化，健康科普方式也应与时俱进，才能做到精准、有效。丛书建设模式创新也是耳目一新，比如立足不同的应用场景，面向未来健康需求的无限可能，设计了"1+N"的丛书系列开放体系，成熟一个系列就开发一个；充分发挥专业学（协）会和权威专家作用，对每个系列的分册构建进行充分研讨，提出要从健康科普"读者视角"着眼，构建具有中国特色的国民健康知识体系；精心设计各分册内容结构和具有中华民族特色的系列 IP 形象；针对人民接受健康知识的主要渠道从纸媒向互联网转移的特点，设计纸数融合图书与在线健康知识问答库结合，文字、图片、视频、动画等联动的全媒体传播模式，全方位、全媒体、全生命周期服务人民健康等。

五是健康科普工作需要高水平人才队伍。人才是所有事业的第一资源。丛书除自身的出版传播外，着眼于健康中国建设大局，建立编写团队组建、遴选与培养的系列流程，开展了编写过程和团队建设研究，组建来自全国，老、中、青结合的高水平编者团队，且每个分册都通过编写过程的管理努力提升作者的健康科普能力。这项工作非常有意义。希望未来，越来越多的卫生健康工作者能以高度的社会责任感、职业使命感，以无私奉献的精神参与到健康科普工作中，以更多更好的健康科普精品，服务人民健康。

衷心希望，通过驰而不息的建设，丛书能让健康中国、健康素养、健康第一责任人的理念深入人心，并转化为建设健康中国的重要动力，成为国民追求和促进健康的重要支撑。

衷心希望，能以大型健康科普精品丛书为依托，培养一支高水平的健康科普作者队伍，增强文化自信的建设力量，从而更好地为中华民族现代文明贡献健康力量。

衷心希望，读者朋友们积极行动起来，认真汲取《相约健康百科丛书》中的健康知识，把它们运用到自己的生活里，让自己更健康，也为健康中国建设作出每个公民的贡献！

中国红十字会会长
中国科学院院士
丛书专家指导委员会主任委员

2023 年 7 月

相约健康百科丛书

出版说明

　　健康是幸福生活最重要的指标，健康是 1，其他是后面的 0，没有 1，再多的 0 也没有意义。提升健康素养，是提高全民健康水平最根本、最经济、最有效的措施之一。党的二十大报告要求，加强国家科普能力建设，深化全民阅读活动。习近平总书记指出，科技创新、科学普及是实现创新发展的两翼，要把科学普及放在与科技创新同等重要的位置。在这一重要指示精神的指引下，人民卫生出版社（以下简称"人卫社"）努力探索让科学普及这"一翼"变得与科技创新同样强大，进而助力创新型国家建设。经过深入调研，团结广大医学科学家、健康传播专家、学（协）会、媒体、平台，共同策划出版《相约健康百科丛书》（以下简称"丛书"）。

　　为了帮助读者更好地了解和使用丛书，特将出版相关情况说明如下。

一、丛书建设目标

　　丛书努力实现五个建设目标，即：高质量出版健康科普精品，培养优秀的健康科普团队，创新数字赋能传播模式，打造知识共建共享平台，最终提升国民健康素养，服务健康中国行动落实和中华民族现代文明建设。

二、丛书体系构建

　　1. 丛书各系列分册设计遵从人民至上的理念，突出读者健康需求和

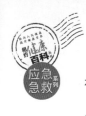

视角。各系列的分册设计经过多轮专家论证、读者健康需求调研，形成从读者需求入手进行分册设计的共识，更好地与读者形成共鸣，让读者愿意读、喜欢读，并能转化为自身健康生活方式和行为。

比如，丛书第一个系列"健康一生系列"，既不按医学学科分类，也不按人体系统分类，更不按病种分类，而是围绕每个人在日常生活中会遇到的健康相关问题和挑战分类。这个系列分别针对健康理念养成，到人生面临的生、老、病问题，再到每天一睁眼要面对的食、动、睡问题，最后到更高层次的养、乐、美问题，共设立 10 个分册，分别是《健康每一天》《健康始于孕育》《守护老年健康》《对疾病说不》《饮食的健康密码》《运动的健康密码》《睡眠的健康密码》《中医养生智慧》《快乐的健康密码》和《美丽的健康密码》。

2. 丛书努力构建从健康知识普及到健康行为指导的全生命周期全媒体的健康知识服务体系。依靠权威学（协）会和专家的反复多次研究论证，从读者的健康需求出发，丛书构建了"1+N"系列开放体系，即以"健康一生系列"为"1"；以不同人群、不同场景的不同健康需求或面临的挑战为"N"，成熟一个系列就开发一个系列。"主动健康系列""应急急救系列""就医问药系列""康养康复系列"，以及其他系列将在"十四五"期间陆续启动和出版。

3. 丛书建设有力贯彻落实"两翼论"精神，推动健康科普高质量创新发展。丛书除自身的出版传播外，还建立编写团队组建、遴选与培养的系列流程，开展了编写过程和团队建设研究，组建来自全国，老、中、青结合的高水平编者团队，并通过编写过程的管理努力提升作者的健康科普能力。丛书建设部分相关内容还努力申报了国家"十四五"主动健康和人口老龄化科技应对重点专项；以"《相约健康百科丛书》策划出版为基础探索全方位、立体化大众科普类图书出版新模式"为题,成功获得人卫研究院创新发展研究项目支持。

三、丛书创新特色

1. 体现科学性、权威性、严谨性。为做好丛书的顶层设计、项目实施和编写出版工作,保障科学性,成立丛书专家指导委员会、工作委员会和各分册编委会。

第十二届、十三届全国人大常委会副委员长,中国红十字会会长陈竺院士担任丛书专家指导委员会主任委员,国家卫生健康委员会副主任李斌、中国计划生育协会常务副会长于学军、中华预防医学会名誉会长王陇德院士、中国健康促进基金会荣誉理事长白书忠等担任副主任委员,三十余位院士应邀担任委员。专家们积极做好丛书顶层设计、指导把关工作,录制"院士说健康"视频,审阅书稿,甚至承担具体编写工作……他们率先垂范,以极高的社会责任感投入健康科普工作,为全国医务工作者参与健康科普工作树立了榜样。

人民卫生出版社、中国健康促进基金会、中国计划生育协会、中华预防医学会、中国科普研究所、全国科学技术名词审定委员会、健康报社、新华网客户端《新华大健康》等机构负责健康科普工作的领导和专家组成了丛书工作委员会,并成立了丛书工作组,形成每周例会、专题会、组建专班等工作机制,确保丛书建设的严谨性和高质量推进。

各系列各分册编委会均由相关学(协)会、医学院校、研究机构等领域具有卓越影响力的专家组成。专家们面对公众健康需求迫切,但优秀科普作品供给不足、科普内容良莠不齐的局面,均以极大的热忱投入丛书建设与编写工作中,召开编写会、审稿会、定稿会等各类会议,对架构反复研究,对内容精益求精,对表达字斟句酌,为丛书的科学性、

权威性和严谨性提供了可靠保证。

2. 彰显时代性、人民性、创新性。习近平总书记在文化传承发展座谈会上发表重要讲话，强调"在新的起点上继续推动文化繁荣、建设文化强国、建设中华民族现代文明，是我们在新时代新的文化使命"。丛书以"同中国具体实际相结合、同中华优秀传统文化相结合"理念为指导，彰显时代性、人民性、创新性。

丛书高度重视调查研究工作，各个系列都会开展面向全社会的问题征集活动，并将征集到的问题融入各个分册。此外，在正式出版前后都专门开展试读工作，以了解读者的真实感受，不断调整、优化工作思路和方法，实现内容"来自人民，根植人民，服务人民"。

在丛书整体设计和 IP 形象设计中，力求用中国元素讲好中国健康科普故事。丛书在全程管理方面始终坚持创新，在书稿撰写阶段，即采用人卫投审稿平台数字化编写方式，从源头实现"纸数融合"。在图书编写过程中，同步建设在线知识问答库。在图书出版后，实现纸媒、电子书、音频、视频同步传播，为不同人群的不同健康需求提供全媒体健康知识服务。

3. 突显全媒性、场景性、互动性。丛书采取纸电同步方式出版，读者可通过数字终端设备，如电脑、手机等进行阅读或"听书"；同时推出配套数字平台服务，读者可通过图书配套数字平台搜索健康知识，平台将通过文字、语音、直播等形式与读者互动。此外，丛书通过对内容的数字化、结构化、标引化，建立与健康场景化语词的映射关系，构建场景化知识图谱，利用人们接触的各类健康数字产品，精准地将健康知识推送至需求者的即时应用现场，努力探索克服健康科普"知易行难"这个最大的难题。

四、丛书的读者对象、内容设计和使用方法

参照《中国公民健康素养66条》锁定的目标人群，丛书读者对象定为接受九年义务教育及具备以上文化水平的人群，采用问答形式编写，重点选择大众日常生活中"应知道""想知道""不知道"和"怎么办"的问题。丛书重在解决"怎么办"，突出可操作性，架起大众对"预防为主"和"一般健康问题"从"为什么"到"怎么办"的桥梁，助力从"以治病为中心"向"以健康为中心"转变。

丛书是一套适合普通家庭阅读、查阅和收藏的健康科普书，覆盖日常生活中会遇到的常见健康问题。日常阅读，可以有效提升健康素养；遇到健康问题时查阅对应内容，可以达到答疑解惑、排忧解难的目的。此外，丛书还配有丰富的富媒体资源，扫码观看视频即可接收来自专家针对具体健康问题的进一步讲解。

《庄子·内篇·养生主》提醒我们："吾生也有涯，而知也无涯，以有涯随无涯，殆已！"如何有效地让无穷的医学知识转化为有限的健康素养，远远不止"授人以渔"这么简单，这需要以大型健康科普精品出版物为依托，培养一支高水平的健康科普作者队伍；需要积极推进相关领域教育、科技、人才三位一体发展，大力弘扬科学精神和科学家精神；还需要社会各界积极融健康入万策，并在此基础上努力建设健康科学文化，增强文化自信的建设力量，从而更好地为中华民族现代文明建设贡献健康力量。

衷心感谢丛书建设者们和读者们的大力支持，让我们共同努力，为健康中国建设和中华民族现代文明建设作出力所能及的贡献。

丛书工作委员会

2023 年 7 月

前　言

　　中国幅员辽阔，地理和气候条件复杂多样，是世界上受自然灾害影响最为严重的国家之一。随着社会发展带来的城市化进程飞速发展，城市区域内部形成开放、复杂的庞大系统，又使得各类事故隐患和安全风险交织叠加，也给城市治理带来了巨大挑战。城市的扩张将会带来更为长期的资源压力和风险威胁，如若超大型国际化大都市置于灾难环境下，城市系统运行的复杂性、脆弱性和不确定性更易导致灾害链耦合爆发，使灾难危害损失成极数扩大。

　　灾难医学以保障人民生命健康为第一要义，同时作为城市应急救援的"最后一道防线"，科学的逃生急救知识科普宣教对于提升全社会应急急救能力至关重要。因此，为积极落实习近平总书记提出的"防灾、救灾、减灾"的具体要求，促进社会及个人防灾、减灾、应灾能力的提升，本书汲取灾难医学的核心理论知识，结合逃生急救实用技能，力求最大限度地减少灾难和紧急情况对人民生命财产造成的损害和威胁。

　　本书多层次地构建内容框架，全面地介绍了地震、泥石流、洪涝、海啸、台风、极端高温等群众不易规避的自然灾害，以及火灾、交通事故、踩踏、楼宇坍塌、核与辐射等各种常见事故灾难的基本知识。同时理论与实践相结合地对各类灾难密切相关的紧急避险和自救互救方法、常用和必备的急救技术、灾难预防、法律法规等给出通俗

刘中民院士
说健康

易懂、生动有趣的科普化讲解。

　　《相约健康百科丛书——灾难逃生急救》深入浅出地为大家提供应对各类灾难的逃生急救知识，教会大家科学地认识灾难，并在关键时刻有效地保护自己与家人，构筑机动高效的应急救援能力屏障。通过培育全社会主动学习灾难医学的文化氛围，使公众自己拉起生命安全的"最后一道防线"，从而实现当好自身安全"第一责任人"的社会化科普目标。

刘中民　王立祥

2024 年 3 月

目 录

第一章　灾难逃生急救常识

第二章　自然灾害逃生急救

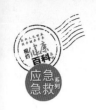

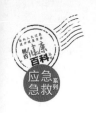

第三章　事故灾难逃生急救

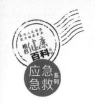

二 交通事故 199

三 踩踏 232

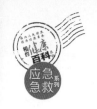

六　暴恐袭击 　　　　　　　　　279

七　生产安全事故 　　　　　　　291

第一章

灾难逃生急救常识

一

认识灾难的
基本特征

1. 什么是**天灾**，什么是**人祸**

天灾、人祸是人类发展进程中不可规避的两大威胁。

1976 年 7 月 28 日凌晨，河北省唐山地区发生了 7.8 级地震，顷刻之间，一个百万人口的城市成为一片瓦砾，地震造成 24.2 万余人死亡，16.4 万余人重伤；1986 年 4 月 26 日，切尔诺贝利核电站反应器发生爆炸，向大气释放了近 520 种危险的放射性核素，导致 31 人当场死亡，参与消防和清理行动的 60 万名"清理者"受到了高剂量的核辐射，污染扩散至苏联大部分地区，包括现在的白俄罗斯、乌克兰和俄罗斯在内，受到核辐射的人口将近 840 万。

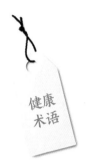

健康术语

关键词

天灾 人祸

自然灾害：自然灾害是由自然界直接引发的对人类乃至其他生命体具有毁灭性的灾难，是人类依赖的自然界中所发生的不以人们的意志为转移的异常现象，自然灾害对人类社会所造成的危害往往是触目惊心的。

专家说 **天灾是客观存在的，不可避免，但可以减轻**

我国是世界上自然灾害最为严重的国家之一，基本国情是：灾害种类多、分布地域广、发生频率高、造成的损失重。因此，我们应认真学习贯彻落实习近平总书记关于防灾减灾救灾的重要论述，加强应急救援体系建设，把最大限度减少人员伤亡和灾害损失的

各项任务和措施落到实处。

人祸是人类主观意识行为所致，可以避免，但难以根除

从安全生产的角度讲，只要我们严格按照规章制度和操作规程办事，人祸从技术层面是不应该发生或者说是可以控制的。随着人类的文明和技术的进步，人们的认知会越来越理性成熟，决策失误、工作失误的概率会大大地降低。

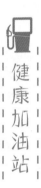

健康加油站

重大事故现场应急救护注意事项

（1）统一指挥：重大事故现场，需要专门的应急机构调集有关的急救资源，实施救援。作为非医疗专业人员，应服从现场统一指挥，帮助呼救找人，拨打急救电话，记录事故发生的情况等。

（2）动态观察：对伤病员进行初次检伤分类后，在不同时段仍要反复检查和记录，并比较前后检查结果，动态观察。

（3）有序转送：重大事故现场，有大批伤病员等待救援，急救人员不足时，按照国际优先原则（简明检伤分类）救护伤病员。

（贾群林　贾思萱）

2. **灾难**离我们很**远吗**

古人云，"天有不测风云，人有旦夕祸福"。生命充满机遇，同时也伴随着不期而遇的危险。世界范围内，地震、火灾、洪水、泥石流、核污染、爆炸、枪击、踩踏、极端高温等都曾出现在人们的身边，各种灾难离我们并不遥远。

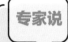

灾难离我们不远

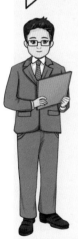

世界范围内，地震灾难对人类的影响最突出，造成死亡人数最多、经济损失最大。近年来，极端天气与自然灾害频繁发生，几乎每一次重大灾难都创下了人类历史之最。与之密切相关的暴雨 - 洪涝和暴雨 - 地质灾害链所产生的影响巨大，相关灾害链的监测预警依然是全球的共同关切。异常高温和严重干旱灾害造成的死亡人数虽然不多，但对多个国家和地区民众的生活、农业生产造成了极大破坏。

灾难随时可能降临，并将深刻影响我们的生活、经济和环境。生物危机：全球病毒大流行。病毒的突变和传播速度加快，使得防控变得异常困难。自然灾害：海平面上升、极端天气事件、干旱和洪水频发，造成无处不在的自然威胁。这些灾害将重塑地理格局，影响海岸线、农业和生物多样性。我们需要采取更多的措施，应对气候变化的挑战。

　　除传统的自然灾害、事故灾难以外，数字化时代的来临同时也孕育着新的灾难类型和新的破坏方式，最终都将广泛而深刻地影响着全人类，如：网络安全风险不断攀升，数据泄露的风险愈发严峻，个人隐私和商业机密都将面临巨大危险。

　　面对这些潜在的灾难，我们需要积极作出防御并勇敢面对。同时，我们也需要更加深入地思考未来的发展，做好准备，以便更好地应对即将到来的挑战与机遇。让我们携起手来，共同应对世界的巨变，创造更加美好的未来。

（张玉想）

二

应对灾难的
原则和通用技巧

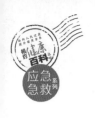

3. 发生**灾难**时，什么情况下要**躲**，什么情况下要**跑**

面对灾难，是该躲还是该跑？这是许多人在危急时刻常常会遇到的问题。实际上，答案并非一成不变，而是需要根据具体的情况来判断。下面，我们将从不同受灾人员的处境出发，探讨在灾难发生时，应该选择躲还是跑。

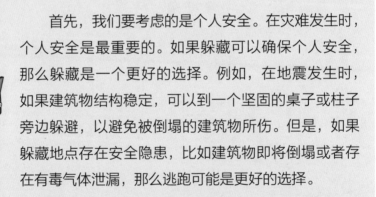

专家说 灾难发生时，如何判断应该"躲"还是"跑"

首先，我们要考虑的是个人安全。在灾难发生时，个人安全是最重要的。如果躲藏可以确保个人安全，那么躲藏是一个更好的选择。例如，在地震发生时，如果建筑物结构稳定，可以到一个坚固的桌子或柱子旁边躲避，以避免被倒塌的建筑物所伤。但是，如果躲藏地点存在安全隐患，比如建筑物即将倒塌或者存在有毒气体泄漏，那么逃跑可能是更好的选择。

其次，我们需要考虑时间地点。在灾难发生时，时间和地点也非常重要。如果灾难发生突然，且没有足够的时间逃跑，那么躲藏可能是更好的选择。例如，在火灾发生时，如果火势迅速蔓延，且逃生通道被火势封锁，那么找到一个相对安全的区域躲藏，等待救援可能是更好的选择。但是，如果灾难发生前有足够的预警时间，且地点相对安全，那么逃跑可能是更好的选择。例如，在洪水发生时，如果提前得知洪水即将到来，且所在地点处于低洼地带，那么提前跑到高地就可以避免被洪水淹没。

最后，我们还要考虑个人能力。在灾难发生时，个人的能力也会影响躲和跑的选择。如果个人有较强的自我保护能力和逃生技能，那么逃跑可能是更好的选择。例如，在暴力事件发生时，如果个人有足够的自我保护能力和逃生技能，那么尽快逃离现场可以避免受到伤害。但是，如果个人能力较弱，比如老年人或儿童，那么躲藏可能是更好的选择。在这种情况下，应该尽量找到一个相对安全的地方躲藏，并寻求他人的帮助和保护。

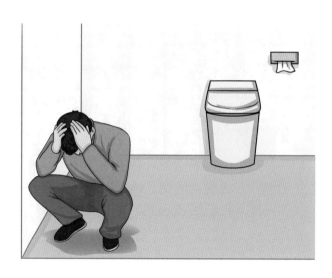

（范璐敏　刘中民）

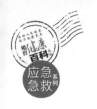

4. 灾难发生时，该往哪里跑

关键词

逃生路线 避难场所 安全区域

在我们的生活中，灾难总是突如其来，让人措手不及。无论是地震、洪水还是火灾，这些灾难都可能给我们的生命和财产带来严重威胁。那么，当灾难发生时，我们该往哪里跑才能更安全？

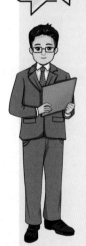

专家说

灾难发生时，往哪里跑更安全

在面临灾难时，确保自身安全的关键在于选择正确的逃生路线和避难场所，并掌握一定的自救知识，如使用灭火器、疏散逃生等。灾难可能随时发生，无论是在室内还是室外，掌握正确的应对策略都非常重要。

首先，在室内遭遇灾难时，如火灾、地震等，务必保持冷静，迅速评估逃生路线。应尽快离开建筑物，前往开阔地或安全区域。在逃生过程中，选择安全逃生通道，避免使用电梯，这是因为高楼层的电梯可能会因为断电而卡住，如被困在电梯里反而陷入险境。

其次，在室外遭遇灾难时，例如台风、暴雨等，要尽量避开树木、电线杆，切勿在玻璃门窗、危棚简屋、临时工棚（危险建筑）附近及广告牌、霓虹灯等高空建筑物下面逗留，防止被掉落物击中。同时，远离交通要道，避免被车辆撞击或卷入交通事故。遭遇火灾、爆炸等灾难时，寻找安全出口是首要任务。若火势较小，可以尝试使用灭火器等设备进行灭火。但如果火势过大，应及时撤离现场，前往安全区域。

在逃生过程中，保持冷静和镇定至关重要。避免惊慌失措或盲目乱跑，以免陷入危险境地。同时，注意保持呼吸畅通，防止吸入有害气体或烟雾。在找到避难所后，选择安全的位置，避免二次灾害袭击。保持身体温暖，等待救援人员的到来。

（范璐敏　刘中民）

5. 发生灾难时，为什么不能乘坐电梯逃生

当一场灾难特别是火灾猝不及防到来时，身处高层建筑房屋的人们总想以最快的方式逃离灾难现场，很自然会想到搭乘电梯逃生。但搭乘电梯逃生伴随巨大风险，尤其是火灾、地震等情况。

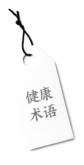

健康术语

消防电梯： 是在建筑物发生火灾时供消防人员进行灭火和救援使用且具有防火、防烟、防高温等功能的电梯。消防电梯具备双路电源，即万一建筑物工作电梯电源中断时，消防电梯的备用电源能自动供电，继续运行。

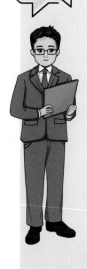

发生灾难时，不能乘坐电梯逃生的原因有哪些

　　一是电源因素。发生火灾、地震、洪涝等灾害时，因火焰、地震、洪水等对电路、建筑物等的毁损，易发生断电。一旦进入电梯，电梯因断电停止运行，逃生人员困于电梯，增加逃生难度。二是"烟囱效应"。电梯贯通各楼层，如同一个巨大的"烟囱"。发生火灾时，有毒烟雾会迅速进入电梯，威胁逃生人员的生命。火焰对电梯进行烘烤，电梯如同"烤箱"，严重威胁人们的生命安全。三是电梯疏散能力有限，浪费宝贵的逃生时间。

常用的火灾逃生手段有哪些

　　湿棉被护身逃生：火灾时，浸透的湿棉被可以起到隔绝火焰、高温和有毒气体的作用。湿毛巾捂鼻逃生：湿毛巾可以降温、过滤有毒气体。弯腰逃生：火灾发生时，烟雾因高温膨胀具有向上升腾的特性，大多聚集在上部空间，逃生过程中应尽量弯腰行进。此外，还有绳索自救逃生、管线下滑逃生。

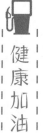

健康加油站

电梯的类型有哪些

　　电梯的主要类型有乘客电梯、观光电梯、自动扶梯和消防电梯等。

常见的火灾逃生路线

　　发现火灾时，首先要判断火灾的位置和烟雾弥散的方向，如果贸然开门逃生可能会离危险越来越近，如果安全通道已经被浓烟封堵可以选择退回房间内，用湿布条封堵门缝，房间内洒水降温，并立即拨打"119"，在房间内等待救援。不要朝着有光的地方逃生，有光的地方可能是火源等危险所在地，发生火灾时，要按照熟悉的逃生路线或疏散标识逃生。

（韩　宁　刘中民）

6. 为什么**被水困住**时，尽量**不要游泳逃生**（不论**洪水**还是**暴雨积水**）

被水困住是一种危险情境，包括洪水、暴雨引发的积水等。不建议选择游泳逃生的原因主要有两个：首先，水流可能异常湍急，个体无法应对水势的冲击，容易失去控制，增加风险；其次，水中可能存在隐患，如水下障碍物、漂浮物，提高意外事故发生的概率。相比之下，寻找高处和评估周围环境，以选择更为安全的逃生路线，是更明智的行动。

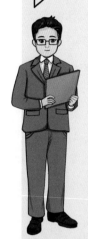

专家说 为什么灾难中游泳逃生更困难

在灾难中，水中多变的环境条件常常使得游泳逃生变得非常困难。例如，在洪水中，可能有大量的漂浮物，水位也可能迅速上升，导致逃生的难度倍增。而在暴雨积水中，水中可能混杂着各种危险物质，如化学品、垃圾，游泳逃生可能会让人暴露在潜在的健康风险中。

被水困住时应如何逃生

为了更有效地应对被水困住的紧急情况，人们应考虑其他安全的逃生方法。首先，寻找高处是关键，尽量躲避深水区域，选择能够迅速到达的高地，如楼梯、屋顶或者树上。其次，尽量保持冷静，评估周围环境，选择相对安全的逃生路线。如已被卷入洪水中，一定要尽可能抓住牢固或能漂浮的东西，如木板、家具等，寻找机会逃生。在任何情况下，应尽量避免独自行动，团结合作，提高逃生的成功率。

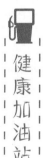

健康加油站

灾难中游泳逃生带来的生理风险

首先，污水中可能含有病原体，如细菌、病毒和寄生虫，接触这些污染物可能导致感染性疾病，对消化系统、呼吸系统等造成危害。其次，游泳是一项对心肺功能要求较高的活动，而在灾难情境中，个体可能面临着心理压力大、寒冷等因素，这都可能加重心血管系统的负荷。此外，水中可能存在的障碍物也增加了意外伤害如触电等风险，从而引发创伤性的医学问题。

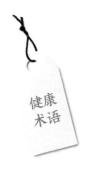

水生求生技能： 指的是在水中能够保持冷静、选择正确的浮力姿势、有效的呼救方法以及适应不同水域条件的技能，有助于提高被困者在水灾中的生存能力。

（王亦锋　刘中民）

7. 发生灾难时如何求救

在灾难面前，时间就是生命。当我们面临地震、洪水、火灾等突发灾难时，如何及时有效地发出求救信号，争取宝贵的救援时间，是每一个遇险者必须掌握的生存技能。

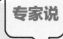 **发生灾难时可以通过哪些工具求助**

通信设备，作为现代社会中人们日常联系的主要工具，在灾难发生时能够发挥巨大的作用。手机、座机等通信设备不仅可以帮助我们及时了解外界的情况，

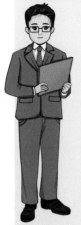

与亲人朋友保持联系，还能让我们在关键时刻向救援部门发出准确的求救信息。当地震、洪水等灾难发生时，通信设备往往成为我们与外界沟通的唯一桥梁。因此，保持通信设备的畅通和电量充足至关重要。在灾难中，我们应当尽可能地寻找通信设备，利用一切可用的网络，向外界传递准确的灾情信息和位置定位，为救援人员提供有力的支持。

然而，通信设备在灾难中也有可能因各种原因而失效。在通信网络中断或设备损坏的情况下，声光烟信号成为我们发出求救信号的重要备选方案。声光烟信号在黑暗中尤为显眼，能够迅速吸引人们的注意。在地震后，如果被困在倒塌的建筑物中，我们可以通过敲击水管、墙壁等方式发出求救声音。在开阔地带，我们可以使用手电筒的闪烁发出"SOS"求救信号。此外，烟雾信号也是一种有效的求救方式，可以通过燃烧物品产生浓烟，吸引救援人员的注意。在火灾中，烟雾信号更是能够帮助救援人员快速定位火源，提高救援效率。

除了通信设备和声光烟信号外，我们还可以利用其他媒介发出求救信号。例如，在社交媒体上发布求救信息，利用广播、电视等媒体传播灾情信息，或者通过其他途径向外界传递求救信号。这些媒介在灾难中同样能够发挥重要作用，帮助我们争取到更多的救援时间和资源。

（范璐敏　刘中民）

8. **等待救援**的过程中，应该**注意些什么**

我国是世界上自然灾害最严重的国家之一，自然灾害种类多，发生频率高，灾情严重。几乎所有的自然灾害，如水灾、旱灾、地震、台风、冰雹、雪灾、山体滑坡、泥石流、森林火灾等，都曾在我国发生。

我们每个人都有遭遇灾害或突发事件的可能，当发生灾害或突发事件时，救援工作需要时间逐步展开，不是所有人都能在第一时间获得救援，在等待救援的过程中我们应该注意些什么呢？

等待救援时的基本原则是什么

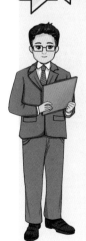

等待救援不是被动的不作为，更不是盲目地乱作为，而是要保持冷静，利用周围可利用的工具主动发出求救信号，同时停止一切无效剧烈行动，在保证自身安全的前提下可进行自救和互救。

在等待救援的过程中我们需要时刻注意以下原则。

首先，最重要的就是要保持冷静。只有保持冷静，才能够理性准确地判断自身处境，根据现有条件发出求救信号，运用自己所了解的常识进行自救和互救。

其次，是要观察周围环境。要尽量避免或者远离可能存在的不安全因素，降低遇到次生灾害的风险。要在能力范围之内，尽快转移到相对安全的环境，并做好自身安全的防护工作。

再次，是要保存体力。不要着急，不要无意义地哭、喊、叫，要尽可能地保存体力，保持平静，利用周围可利用的工具，发出求救信号，主动与外界取得联系，请求救援。当确认救援人员收到求救信号后，要安静耐心地等待救援人员到来。当救援人员到达时，要听从现场人员指挥，遵守救援秩序，配合救援工作的有效开展。

最后，在保证自身安全的大前提下，可运用日常所掌握的自救互救常识和技能进行避险自救和互救。

（刘亚图　刘中民）

9. 为什么帮助别人之前先要保证自己的安全

帮助别人之前先保证自己的安全是一项基本而关键的原则。这项原则的根本理念在于，只有在确保自己安全的前提下，才能更有效地提供帮助，防范意外事故，保护自己和他人的生命安全。

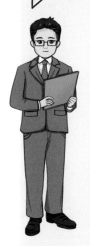

专家说

为什么需要先保证自己的安全

　　首先，确保个体安全是为了最大程度减少潜在的风险。在灾难、紧急情况或危险环境中，存在诸多不确定因素，可能涉及身体健康、自然灾害、事故等多个方面。如果助人者不先确保自己的安全，可能会因陷入困境而变得无法提供帮助，甚至对自己和被帮助者造成更大危害。其次，如果助人者自身处于危险中，焦虑和惊慌可能会影响判断和决策能力，导致采取错误的应对措施。只有在安全的状态下，助人者才能更好地分析局势，选择正确的行动方向。

在帮助他人前需要做些什么

　　如果面临需要帮助他人的情况，首先要评估自身安全状况。如果是在火灾、地震、洪水等灾害中，应迅速寻找避难地点或高地，确保自己远离危险源。在救援行动中，避免冲动和盲目行动，要根据具体情况选择合适的方法。

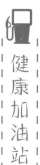

健康加油站

如何评估自己是否能够帮助他人

　　如果面对需要急救的情况，助人者应首先检查自己的身体状况，确保没有明显的生理问题，如心脏疾病、呼吸系统问题等。此外，要评估自己的心理状态，确保能够冷静应对紧急情况。如果是在自然灾害或事故中，助人者要根据具体情况选择合适

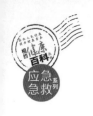

的保护装备，如口罩、手套等，以防止感染或受到其他伤害。

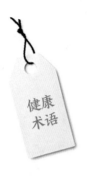

健康术语

医学救援：指在确保个体安全的前提下，在紧急情况中与相关人员协同合作，提供有效医疗援助，旨在减轻伤害、保护生命，并在可能的情况下施行紧急救援。

（王亦锋　刘中民）

10. 如果**同伴受伤**了，我们能**做些什么**

在日常生活、工作中，常常会有同事、同学、朋友、家人由于各种原因意外受伤。受伤原因可能是常见的交通事故、高处坠落、烫伤、烧伤、锐器损伤等，也可能是地震、龙卷风、洪水、泥石流等偶见、偶发的灾害损伤。有的伤情还会危及伤者的生命。由于受伤的原因、场景、机制，以及受伤人员的性别、年龄、身体状况的不同，所面临的损害也会有所不同。面对这样的情况我们应该怎么办？

关键词

损伤　应急反应系统　安全

专家说

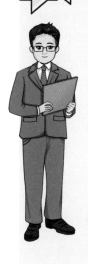

如何帮助受伤的同伴

（1）观察环境，确保安全：救治伤者的前提在于保证自身安全，避免在危险环境内受伤。包括地震现场建筑物的牢固程度，有无余震、漏电、煤气泄漏等。在车祸现场注意有无二次爆炸、燃烧的发生，注意有无化学气体等的泄漏、注意风向等问题。进入现场前应先设置好单向的进入、撤出通道。

（2）启动应急反应系统：如果同伴伤势严重，需要立即拨打当地的急救电话，请求专业医疗人员前来救治。同时，请求周围人员去取最近的自动体外除颤器（AED）及急救包。在等待急救人员到来的过程中，可以做以下步骤。

1）检查伤势：首先要观察同伴伤势情况，了解受伤部位、伤势严重程度等。如果同伴有明显的出血、骨折、呼吸困难等症状，需要立即采取相应措施。

2）止血：如果同伴有明显的出血，可以使用干净的纱布、绷带等物品进行压迫止血。如果压迫止血无效，应立即使用止血带控制四肢出血、止血药物纱布等填塞控制躯干部出血。

3）开放气道：如果伤者有明显的呼吸困难、不能讲话，可能是气道有梗阻等，我们可以使用抬举下颌法开放伤者气道，清理口腔内的异物，同时判断伤者有无呼吸，做好人工呼吸的准备。

4）固定骨折部位：如果同伴有骨折症状，可以使用木棍、

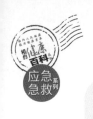
树枝等物品进行简单的固定。这样可以减少骨折部位的移动，减轻疼痛，防止进一步损伤。

5）保持镇静和安慰：在处理伤势的过程中，要保持镇静，不要惊慌失措。同时也要安慰同伴，给予鼓励和支持，让同伴感到温暖和安全。

6）必要时实施心肺复苏：如果伤者出现呼吸停止，应即刻对伤者进行心肺复苏。如果未接受过专业培训，可以拨打"120"急救电话，在"120"接线员的指导下进行心肺复苏。

总之，在处理同伴的伤势时，要保持冷静、迅速采取措施，并寻求专业的医疗救治。同时也要关注同伴的情绪和心理状态，给予关爱和支持。

（季晟超　刘中民）

11. **急救的原则**是什么

急救是指在意外或急病发生时，为了抢救生命或防止病情恶化，对于受伤或患病人员所采取的紧急医疗措施。急救的目的是在最短的时间内，以最有效的方法，减轻病患的痛苦，挽救生命，降低伤残率。因此，急救不仅是一种医疗行为，也是一种社会责任和人道主义精神的表现。

急救原则

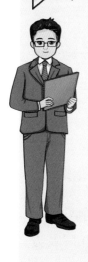

（1）观察周围环境，确保现场安全：进入现场进行急救的前提在于保证自身安全，不要把自己置于一个无法救援别人，甚至可能导致自身受伤的环境。应快速、全面地评估现场环境，排除毒物泄漏、漏电、火灾、爆炸、余震、燃烧等可能造成施救者受伤的情况。同时应根据救援现场的自然环境、风向、日照等，设置好进入现场、撤出现场的安全通道。

（2）准备好急救药品及器材：应根据预案，准备充足的急救药品和器材，如 AED、急救包（包括纱布、止血带、剪刀、颈托、夹板、保温毯、手套等）、必要的抢救生命的药物如阿司匹林、硝酸甘油、肾上腺素等。

（3）启动应急反应系统：出现需要急救的场景，在进行救治的过程中应立即拨打当地的急救电话，请求专业医疗人员救援。同时请求周围人员去取最近的 AED 及急救包。

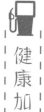

常用急救方法有哪些

（1）开放气道：使用仰头提颏法开放伤者气道，清理口腔内的异物，同时判断伤者有无呼吸，做好人工呼吸的准备。

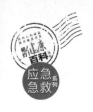

（2）止血包扎：对于有活动性出血的患者、伤者使用干净的纱布、绷带等物品进行压迫止血。如果压迫止血无效，应立即使用止血带控制四肢出血、止血药物纱布等填塞控制躯干部出血。

（3）保温：使用保温毯或者其他保温材料，如毛毯等，保持伤者、患者的体温，防止出现低体温现象。

（4）解毒剂：及时使用肾上腺素或者急救包内专门针对某种毒物的解毒剂，防止病情进一步恶化。

（5）心肺复苏：在伤者、患者呼吸停止的情况下，立即进行心肺复苏，以恢复心脏的泵血功能和呼吸功能。同时根据 AED 提示，及时使用 AED。

（季晟超　刘中民）

12. 为什么**被锐器刺伤**后**不能强行拔出**

如果身体被锐器刺伤，所产生的损伤尚不明确时，不能强行拔出。当锐器刺入身体时，造成的伤口情况、出血情况以及感染风险等都需要严谨的医学评估，如果贸然拔出，往往会造成伤口扩大、出血加剧及感染风险增加等情况。

专家说

被锐器刺伤强行拔出会带来哪些危害

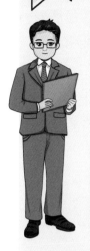

  锐器刺入身体时，一方面可能造成了血管、神经和其他组织的损伤，但锐器尚未被取出前，已经形成的伤口可能是相对封闭的状态，而强行拔出反而可能会撕裂周围组织，导致伤口进一步扩大和出血加剧；再者，伤口处可能还存在着外物嵌入的情况，比如细小的碎片或纤维，如果取出的方式不当，还有可能将锐器主体折断或破坏以至于形成更多更小边缘尖锐的物体，从而对身体造成新的损伤。另一方面，锐器尚未被取出前，伤口与锐器表面紧密接触而非暴露于不可控的环境中，一定程度上控制了感染的风险，如果在洁净度较差的环境中将刺入的锐器强行拔出，反而使存在着外物嵌入的伤口暴露，增加感染的风险。因此，应尽量避免强行拔出锐器，以减小损伤范围；在进行拔出操作前，需要仔细检查损伤情况，进行多方位的检查和判断，在感染可控的环境内，选择最优的方案将锐器取出。

被锐器刺伤时应当怎么做

  如果被锐器刺伤，正确的急救步骤是先停止出血。用干净的布、纱布等进行简单包扎，以控制血流。在保持相对安静的状态下，寻求专业医疗救助。如果嵌入物体较大，也不应该自行拔出，而是等待专业医疗人员的指导，专业医疗人员能够更有效地处理伤口，最大限度地减小并发症的发生概率。

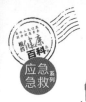

关键词

心肺复苏　人工呼吸　胸外按压

锐器刺伤的损伤部位

锐器刺伤可能导致不同层次的组织损伤，包括表皮、真皮、肌肉、血管和神经。强行拔出可能引起组织撕裂，延长伤口愈合时间，增加感染的风险；还可能损伤已受损的血管，导致更严重的失血。掌握血管结构和相应的急救技能，如压迫止血法，能够更有效地控制出血，降低伤者的危险程度。

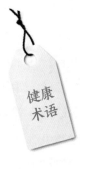

健康术语

压迫止血法：最常见的止血方法，用干净纱布或其他布类，直接按压伤口出血区止血；或者用手指将出血部位近心端的动脉血管按压在骨骼上，使血管闭塞、血流中断，从而达到止血目的。

（王亦锋　刘中民）

13. 什么情况下需要采取 心肺复苏

当有人突然晕倒，呼喊没有反应，我们应立即对患者开展心肺复苏急救。因为一旦呼吸、心跳停止，全身多器官会因缺血缺氧，迅速发生损伤。人工呼吸的目的是给机体供氧，胸外按压的目的是通过外力使心脏排血，给大脑、心脏等重要脏器供血供氧。

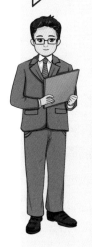

什么情况下需要心肺复苏

一旦发现有人晕倒，救助人员应立即拍打其肩部并呼叫，同时抢救者把脸贴近患者口、鼻，感受有无呼吸气流，看患者胸廓有无起伏，用右手食指、中指触摸颈动脉搏动（喉结旁开两指处）。由于非专业人员判断颈动脉是否搏动有一定难度，为争分夺秒抢救生命，若患者没有呼吸，则按照心搏、呼吸骤停处理，第一时间呼喊周围人帮助，立即胸外按压，拨打"120"。

胸外按压部位、深度

胸外按压部位为胸骨中下 1/3 交界处，或两乳头连线中点的胸骨上。成人胸外按压深度 5~6cm，青春期前的儿童约为 5cm，1 岁以内的婴儿约为 4cm。

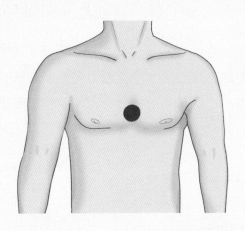

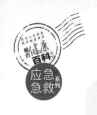

胸外按压、人工呼吸比例

成人胸外按压、人工呼吸比例一般为 30∶2，儿童一般为 15∶2。

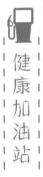

健康加油站

人工呼吸注意事项

昏迷患者易因舌后坠，呼吸道内分泌物、呕吐物误吸，呼吸道异物等原因导致呼吸道堵塞，因此人工呼吸前，一定要先检查患者呼吸道情况，清除堵塞物，解除舌后坠引起的呼吸道梗阻。人工呼吸时，常用头后仰法，一手放置在患者额头部位使头后仰，并捏闭鼻孔，另一手置于患者颈后并向上抬起，深吸一口气吹入，每次送气时间大于 1 秒，并看到患者胸廓起伏。但有颈椎损伤或脊髓损伤患者，应采用托下颌法。

什么情况下需要电除颤

心搏骤停最常见和最初发生的心律失常是室颤。电除颤是目前治疗室颤最有效的方法，有些公共场所备有自动体外除颤器，附带自粘式电极贴，自动判断心律并充电放电。

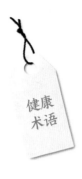

健康术语

心肺复苏：是指针对心搏骤停所采用的紧急医疗措施，以人工呼吸替代患者的自主呼吸，以心脏按压形成暂时的人工循环。

（韩　宁　刘中民）

三

防灾难的
准备和演练

14. 灾难是可以避免的吗

人类总是会与各种灾难迎面相撞。德国哲学家黑格尔曾用古埃及"不死鸟"浴火重生的传说，来说明人类的历史就是在一连串灾变、苦难中不断前进的。灾难不可避免，但只要我们主动作为，灾难是可以减少的。一方面，通过积极有效治理，可以减少灾难发生的频率；另一方面，通过科学合理应对，可以尽可能减少灾难造成的损失。联合国专门成立了"联合国减少灾害风险办公室"，说明减灾行动需要全人类的共同努力。

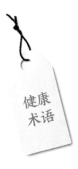

健康术语

灾害预警： 是指灾害发生前的应急网络的建立和灾害信息的发布。政府逐步建立和完善自然灾害预警机制，减少灾害造成的各种破坏。

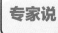 **专家说**

我们该以什么样的态度去面对灾难

面对自然灾害（我们常说的"天灾"），如地震、山洪、海啸等，我们一方面要积极研究开发预警设施，提前转移等；另一方面要通过保护环境、治理环境等措施来减少灾难。面对人为灾难（我们常说的"人祸"），比如火灾、车祸、踩踏等，我们一方面要加强

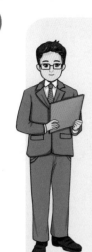

法制建设，从法律层面控制安全风险；另一方面要加强安全教育，普及安全知识，从个人层面规范安全行为。这一系列措施，都是为了减少灾难，降低损失。人类对灾难的正确态度：努力把握自然规律，通过预警机制，将伤害尽可能降到最低。

未雨绸缪，我们需要什么样的心态

阅读新闻，我们可能会发现每天都会有各种天灾和人祸的发生，每一天都有人因此死去、受苦，我们不能总等到灾难近在咫尺，才意识到问题的严重。生活中，我们要努力做到以下三点：①助人之心，灾难无情人有情，尽管不是所有人都能够直接参与救援行动，但是我们至少可以在情感上分担他们的痛苦，让他们感到被关注、被关爱、不孤单，没有被遗弃。②保持乐观之心，无论经历过多少灾难，我们都要保持信念和希望，相信未来会更好，只有积极面对灾难，才能在困境中找到希望和力量，走出苦难，重新开始。③自律之心，切实地在平日生活中时常检讨、克制能够产生破坏的行为，这样才能从根本上减少人与人、人与自然、群体与群体之间的矛盾冲突，使大家享有一个更和谐的生存空间。

（李 鑫 汪 茜）

15. 为什么说

"大灾之后必有大疫"

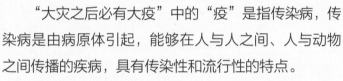
"大灾之后必有大疫"这一说法，源于古人对自然灾害和疫情的观察与总结。然而这一说法并非绝对，我们需要理性地分析和看待这个问题。

专家说

"大灾之后必有大疫"中的"疫"是指传染病，传染病是由病原体引起，能够在人与人之间、人与动物之间传播的疾病，具有传染性和流行性的特点。

为什么自然灾害会引发疫情

（1）水源和基础设施被破坏：洪水、地震等自然灾害会造成水源和卫生设施的破坏，导致饮用水污染和卫生条件恶化，使细菌、寄生虫和病毒的传播风险增加，从而引起水源性疾病（如霍乱、痢疾）的流行。

（2）灾区居住条件恶劣：灾害发生后，人们可能被迫疏散到临时营地或避难所，这种情况下，人群密集度高，卫生条件差，加速传染病的传播，尤其是呼吸道传染病（如流感）的流行。

（3）废弃物和废水处理不当：灾害导致的大量废弃物和废水等无法得到及时处理，导致细菌滋生和

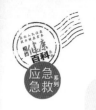

环境污染，增加肠道传染病的传播风险（如痢疾、伤寒和副伤寒等）。

（4）医疗设施和卫生系统压力：重大自然灾害往往对当地医疗设施和卫生系统造成严重打击，引起医疗资源相对不足，人们难以获得适当的医疗服务，导致疾病的控制和治疗面临困难。

（5）心理应激问题的影响：灾害过后，人们的心理创伤和精神压力加剧，会对身体健康产生负面影响。受灾者在失去亲人和财产、生活质量严重下降的情况下，更容易感染传染性疾病。

发生自然灾害后如何预防传染病

政府和相关机构应采取必要措施来管理卫生和流行病风险，包括监控疾病传播、提供疫苗和药物、改善医疗卫生设施、加强宣传教育、提供心理疏导等。

民众应注意个人卫生和传染病预防，如保持良好的卫生习惯、饮用安全的水、接种疫苗等。

因此，在大灾之后，确实可能存在传染病流行的风险，但这不是绝对的规律。我们应在灾害发生后加强防范，采取相应的防控措施，充分发挥现代医学和公共卫生体系的作用，提高人们的防疫意识，以降低疫情的传播和蔓延。

（刘乐乐　马立芝）

16. 为什么要进行
防灾演练活动

　　生命充满着机遇，同时也伴随着不期而遇的危险。自然灾害是人类的敌人，它具有强大的破坏力，不仅会危害人类的生命安全，还会给我们的经济带来无法估算的损失。在面对森林火灾、海啸地震、泥石流地陷、大风扬尘、暴雨洪水、雪灾极寒等自然灾害时，如何处理危及生命的紧急情况，最有效地规避危险，在保障自己生命安全的同时救助他人，是值得我们深刻探究的永恒课题。

进行防灾演练活动的目的是什么

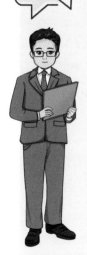

　　我国在亚洲各国中面临的自然灾害最为严重，这主要是由于地理环境、气候条件和历史背景等多方面因素的综合作用。我们进行防灾演练活动的目的：①普及防灾减灾知识、提高群众自救互救能力，提高参演人员的应急响应能力；②对应急预案进行检验，发现其不足之处以便进一步完善；③改善各应急部门、机构、人员之间的协调；④增强公众应对突发重大事故救援的信心和应急意识，进一步明确应急人员各自的岗位与职责；⑤提高各级预案之间的协调性；⑥提高整体应急反应能力。做好防灾演练活动，有利于唤起社会各界对防灾减灾工作的高度关注，有利于全社

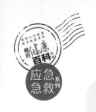

会防灾减灾意识的普遍增强，有利于推动全民防灾减灾知识和避灾自救技能的普及推广，有利于综合减灾能力的普遍提高，最大限度地减轻灾害损失。

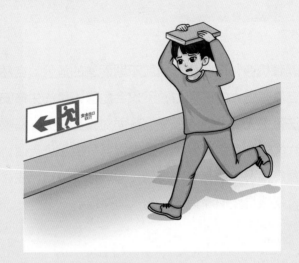

为什么设立"全国防灾减灾日"

2008 年，"5·12"汶川地震，给我们带来了重大的人员伤亡和财产损失。为了增强全民的防灾减灾意识，推动提高防灾、减灾、救灾工作水平，经国务院批准，自 2009 年起，我国将每年的 5 月 12 日定为"全国防灾减灾日"。

设立"全国防灾减灾日"，一方面，顺应社会各界对中国防灾减灾关注的诉求；另一方面，提醒国民"前事不忘，后事之师"，更加重视防灾减灾，努力减少灾害损失。

（王彧姣）

17. 身边应该**常备**哪些
急救物品以**防灾难来临**

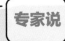
俗话说，"家有余粮，心中不慌"。随着科技的进步，交通的发达，灾难仍然是当今挥之不去、不可回避的话题。如何在灾难来临时临危不乱，在无法及时得到救援时正确应对，这需要我们趁早做好准备，在必要时对我们的生命作出积极的保护。

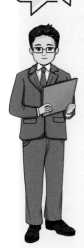

专家说 **身边要常备哪些实用物品，以备不时之需**

（1）多功能应急包：这个应急包应该包含基本的急救用品、纸巾、清洁用品等，以及一些应急物品，如口罩、手套、应急通信工具（如手机、对讲机、卫星电话）等。

（2）水：在突发情况下，水是最基本的生存必需品。可以储存一些桶装水或购买过滤器，在断水的情况下也能保证有足够的干净水源。

（3）充电宝：现在有的充电宝在两侧安装了太阳能板，通过将太阳能吸收转换为电能储存在充电宝内，即使遇到了断电时间长的突发情况，只要有阳光，充电宝就可以持续充电，手机和其他电子产品就可以保持畅通，对于应对危急情况非常重要。

（4）充电手电筒和蜡烛：现在人们处于暗处需要照明时，往往首先使用手机自带的手电筒功能。但该功能十分耗电，如果在紧急情况下，手机电量很有可能得不到及时的补充，消耗大量手机电量用来照明，无形中消耗了宝贵的求救资源。这种情况下如果手边有一个手电筒或者蜡烛用以照明的话，就能以最小的能耗等待救援。另外要注意，手电筒要保证充满电，蜡烛要干燥保存好，保证紧急时刻可以使用到。

（5）足量的可以长期储存的食物：食物和水都是生存的必需品，但是要注意食物的保质期，定期食用完再补充新的食物。

（6）多功能小刀：在关键时刻不仅可以用来切割物品，还能用来防身。在野外求生或者紧急情况下非常有用。

除了常备急救物品，还需要学习并掌握一些急救技能，如心肺复苏术，止血、包扎术等，以及基本的营救技能，如使用绳索、救生艇等。

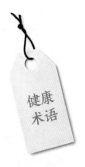

灾害： 是指由自然现象或人类行为造成的对人和动植物及生存环境的破坏性影响。这些影响可以是自然灾害，如洪水和地震，也可以是人为因素导致的，如战争和大规模流行病。

灾难： 是由于人为或自然的因素造成的严重损害和痛苦，这种损害可能是广泛的、深远的，甚至具有毁灭性的。

（葛静怡 张 红）

18. 哪些**逃生急救知识**是平时应该**多学习、多积累**的

灾难离我们并不遥远，一次又一次灾难的发生，吞噬了千万条鲜活生命；可是灾难来临时，我们往往手忙脚乱，错失逃生时机。

专家说 我们平时可以积累哪些逃生急救知识来远离灾难、减轻伤害

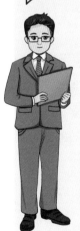

灾难常常难以预料，甚至难以避免。由于灾难成因的多样性，灾难等级的不确定性，仅仅依靠政府和相关部门来救援是远远不够的。

首先，我们要掌握灾难发生的表征。灾难发生前会有一些迹象，有些是我们的感觉器官能直接感知的，有些可以通过仪器、动植物反应等察觉。比如，有些天灾发生前会出现动物习性的反常、海水异常的暴退暴涨等。早期辨识灾难的预兆与表现，增强灾难来临前的环境观察能力，积极了解身边存在的灾害风险，可以帮助我们趋利避害，早识别、早预警、早发现、早处置。

　　其次，我们要掌握灾难发生的规律。事故灾难、社会安全事件、公共卫生事件的未知性更强，但自然灾害的发生是存在一定规律的。自然灾害具有季节特性：比如冬季雪灾、夏季洪涝灾害等发生风险增加；地域特性：比如山区可能多发泥石流、山洪，沿海地区可能多发台风等；有些灾害发生后会伴随次生灾害：比如地震后出现的传染病疫情等。我们可以针对不同灾难本身特有的规律，增加灾难相关的知识积累，提升自身灾难防护能力。

　　再次，我们要掌握防灾自救互救技能。例如，灾难发生时个人、团体应该采取哪些最佳行动；在援助到来之前，该怎样准备食物、水等必需品，以及寻找相对安全的临时避难所；外界救援到来之后，如何传递呼救信号；受伤之后，该怎样应急处置；学习逃生急救知识，才能在紧急时刻救助自己、救助他人。

　　最后，我们要练习灾难逃生急救技法。平时要积极参与各项防灾减灾演练活动，确保在各类突发事件来临时，能快速反应，科学避险。尽可能地对各种不同的灾难情境有预判、做预案，把各项应对措施制定得周详完善，对已经看得清的问题早作谋划，灾难来临时才能从容应对！

健康
云课堂

灾难逃生的十八般武艺

（王　娇）

第二章

自然灾害逃生急救

地震

1. 地震对人类健康的影响有哪些

地震是一种经常发生的自然灾害,具有突发性、紧急性、高度不确定性和普遍影响性等特征。地震对人类健康的影响包括直接伤害、造成心理问题和公共卫生问题等。

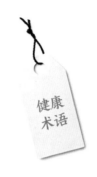

多发伤: 指同一致伤因素同时或相继造成一个以上部位的严重创伤。

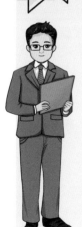

地震对人类的直接伤害有哪些

地震可能会导致人类严重的身体机械性损伤,甚至死亡。如地震引起建筑物倒塌、桥梁断裂等,会对人造成伤害。按照伤因可分为挤压伤、砸伤、摔伤、高处坠落伤等。受伤部位有头面部伤、颈部伤、脊柱伤、胸部伤、腹部伤和四肢伤等,甚至多发伤。

地震可能引起的公共卫生问题有哪些

地震后,可能会引发一系列的公共卫生问题,这些问题的发生可能会使灾区人民的健康状况进一步恶化。

由于灾区的生活条件恶劣、卫生状况堪忧，加上人们常常被迫生活在拥挤的环境中，饮用水和食物不清洁、卫生设施不完善等，这为传染病的暴发提供了有利条件，传染病的发生进一步威胁人们的健康。

灾区的人们可能面临食品和水源短缺的问题。由于水源可能受到污染，如污水和垃圾的处理系统失效，这可能导致人们饮用不安全的水。而食品在储存和分配过程中也可能受到污染，如食品腐烂或被污染的食品流入市场。

此外，地震还可能破坏疫苗接种计划，使得一些可预防疾病的风险增加。同时，中暑、犬咬伤、烧伤、冻伤、一氧化碳中毒、食物中毒、化学品中毒、放射性物质污染等偶发事件也可能在地震后发生。

地震对人类心理健康的影响有哪些

地震除直接影响人的躯体健康以外，还会对人的心理健康构成威胁，导致幸存者罹患急性应激障碍、创伤后应激障碍、抑郁、焦虑等心理疾病。

（樊毫军　曹春霞）

2. 我们需要**掌握**哪些 **地震急救技能**

大地震往往会造成大量的人员伤亡，学习掌握一些常用的急救知识，才能有效地进行自救和互救。

伤口出血该怎么办

在地震中，扎伤、划伤、擦伤出血等情况是比较常见的。民间有泥土糊在伤口上可消炎止血的方法，这其实万万不可为，泥土中含破伤风梭菌，用这种方法不但起不到消毒止血的功效，还很容易导致破伤风，重者致命。

正确救护方法应是先用清水或生理盐水清洁伤口，再用干净的纱布或布条、衣服条等覆盖伤口并保持按压 5~15 分钟。若出血基本停止，就不用包扎，用碘伏消毒即可；如果止不住血，就需要用止血带或坚韧的绳子捆绑，捆绑止血后，应每隔一小时就放松止血带两三分钟，并进行创口加压止血，以免长时间捆绑导致肢体缺血坏死，随后尽快送往医院处置。

被砸伤该怎么办

地震中的砸伤主要是骨折伤。发现骨折伤者后，

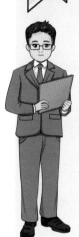

急救 出血 砸伤

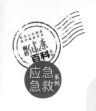

首先要保持骨折体位，一定不要轻易地移动受伤的部位。

可以使用就近的材料如树枝、夹板、石膏等对受伤部位进行固定，再用绳或布条缠绕，以远端指趾不麻木为宜，并尽快将伤者送到急救地点。

如果是脊柱受伤，则千万不能随便搬运，可以用门板、木板将患者保持水平状态进行运输，送往救治点治疗。

被挤压该怎么办

经历了石块、墙壁等重物长时间的压迫，地震幸存者将面临一种足以致命的风险——挤压综合征。这是地震造成的最隐蔽伤害之一。

挤压综合征与挤压的范围、时间、强度有很大的关系，如果没有被及时发现，严重者可能引起心力衰竭、肾功能衰竭甚至死亡。因此在地震后，发现被埋压的幸存者时，要及时请专业人员进行评估并施救。

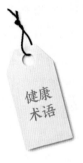

健康术语

挤压综合征：是指人体四肢或躯干等肌肉丰富的部位遭受重物长时间的挤压，在挤压解除后身体出现一系列的病理生理改变。临床上主要表现为以肢体肿胀、肌红蛋白尿、高血钾为特点的急性肾功能衰竭。如不及时处理，后果常较为严重，甚至导致患者死亡。

（樊毫军　曹春霞）

3. 如何使用**地震预警**技术**科学避险**

地震虽然不能被预测，但是地震预警技术可在一定程度上指导人们科学避险。近年来，我国地震预警信息产出速度不断提升，从约10分钟的人工速报到1~2分钟的自动速报，再到秒级的地震预警，为抗震救灾提供了强大科技助力。地震预警，是指地震发生后，临近震中的观测仪器捕捉到地震波后，快速估测地震的大小并预测地震可能造成的影响，赶在破坏性地震波到达目标区域前，发出紧急警报，以减轻灾害损失；一般只有几秒至几十秒，合理利用这些时间，可以为避震做一定的准备，减轻损失，避免重大工程、生命线工程发生严重破坏。

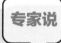

专家说

地震预警的获取途径主要包括哪几种

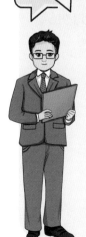

（1）**手机**：现在市面上有许多地震预警相关的手机应用，如地震预警助手、地震预警速报、地震预警快报等，这些应用能够实时推送地震信息，包括地震发生的时间、地点、震级等。

（2）**广播电视**：在地震发生时，一些地区的广播电视媒体会及时播报地震预警信息。因此，用户可以通过收听广播或观看电视来获取地震预警。

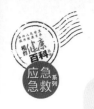

（3）地震预警专用接收终端：在一些地震频发的地区，政府或相关部门会安装地震预警专用接收终端，这些终端能够在地震发生时发出警报，提醒用户采取避险措施。

当收到地震预警时，我们该怎么办

首先，要快速而又详细地阅读预警信息，了解地震可能的影响范围和强度。这有助于你判断自己所处的环境是否安全，以及需要采取何种避险措施。

其次，要根据地震级别、所处环境和自身情况等进行判断，选择合适的逃生措施。同时，要遵循"伏而待定，定而急出"的原则。即就近寻找安全地点，伏在地上等待地震结束，然后再迅速撤离到开阔地带。在撤离过程中，要保持冷静，避免恐慌和混乱，防止因跌倒、踩踏等造成意外伤害。

再次，在公共场所要听从指挥，不要擅自行动。学校、医院、商场等人员密集场所应制订地震应急预案，定期进行演练，确保在地震发生时能够有序、快速地疏散人员。

最后，要注意关闭煤气、电器等易燃易爆物品，防止因地震引发的火灾等次生灾害。

（樊毫军　曹春霞）

4. 什么是**地震应急包**

地震应急包可以在地震等灾害发生时以及灾害发生后，为人们提供用于维持生命的食物、饮用水、药品及简单的生活和求救必需品。它可以帮助人们在灾害发生后渡过难关，等待救援。

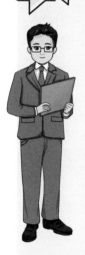

专家说

什么是地震应急包

地震应急包是用于应对地震灾害风险的一种组合工具与应急物品的集合体，可在地震发生后提供自救互救、个体防护、照明、生活、急救等用品，让受灾的人员能够在等待救援期间积极自救，并保障灾后初期的基本生活。应急包的基本材料宜采用防水面料，颜色应当鲜艳显眼，最好有夜光条的发光效果，在黑暗中也容易被快速找到。

我国国家标准《家用防灾应急包》（GB/T 36750—2018）中，以逃生疏散、自救互救、求救、等待救援等多角度配置的物品有：手电筒、口哨、防滑手套、保温毯、口罩、止血带、多功能组合工具、应急逃生绳套装、灭火器材、碘伏棉棒、酒精消毒片、创可贴、弹性绷带等。地震应急包的标准因国家和地区而异，但通常都包括应急饮食类、通信照明类、救护防护类、防灾生活类必需品。此外，根据个人需求和实际情况，还可以添加其他物品来满足特定的需求。

地震应急包里的物品分为哪几大类

地震应急包里的物品大致分为四类：应急饮食类、通信照明类、救护防护类、防灾生活类。

（1）应急饮食类：包括纯净水、压缩干粮、食用罐头等。

（2）通信照明类：包括收音机、口哨、手电筒、蜡烛、火柴、应急灯等。

（3）救护防护类：包括安全帽、防火毯、灭火器、应急逃生绳套装、防滑手套、防尘面罩、安全锤、多功能组合工具、应急医疗包等。

（4）防灾生活类：包括帐篷、应急睡袋、保温毯、雨衣、折叠水桶、压缩毛巾、医用口罩等。

（樊毫军 李 悦）

5. 地震时身处室内，如何逃生

地震时，从人感觉振动到建筑物被破坏，一般只有 10 秒左右。在这短短的时间内，千万不要惊慌，应根据所处环境，及时采取正确的应急避险行动，迅速作出保障安全的抉择。

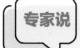

专家说

地震来了，当我们身处室内，是躲还是跑

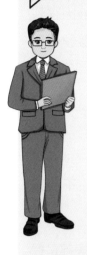

地震发生时，如果所处的是平房或楼房一层，且室外比较开阔，可以力争迅速跑到室外避震；如果是楼房二层或以上，且室内避震条件和建筑质量较好，首先要选择室内避震，因为地震时震动时间短、强度大，人往往无法自主站立，很难迅速从楼内跑到室外，应优先选择立即躲避在室内。

如果需要"躲"，中国地震局的《地震安全手册》里，给出"伏地、遮蔽、抓牢"六个字，这也是目前国际上普遍倡导的。躲避在室内的卫生间、储藏室、浴室等开间小、有承重墙或支撑物的地方，或者是坚固的桌子、床、茶几、沙发等家具旁，这些地方在房屋垮塌时容易形成三角空间。这时要迅速趴下，尽量蜷曲身体，降低身体重心；低头，用衣服、枕头等护住头颈，不要压住口鼻；或抓住身边牢固的物体，防止摔倒或身体移位。利用人体屈曲避震空间，比如采用蹲下蜷曲、靠住固定物、面部朝下、手护头颈、口眼微闭、用鼻呼吸的体位形成自救空间。

如果需要"跑"，特别要牢记绝不要在慌乱中选择跑向阳台、翻窗或跳楼，这一点极为重要。因为地震袭来时，门窗会迅速扭曲变形，这些地方都是地震时可能最先坍塌的地方。同时，中高楼层居民千万不要搭乘电梯逃生。

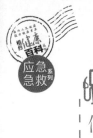

居家室内"三不躲"

（1）别往床下"躲"：当建筑物的天花板因强烈地震发生倒塌时，掉落的天花板会将桌、床等家具压毁，而且床底下"能躲不能逃"。人如果躲在里面，后果将不堪设想。

（2）别进衣柜"躲"：大衣柜重心太高容易倾斜，人一旦进入柜子里视野也会受阻，四肢受到束缚，容易造成呼吸困难，不仅会错过逃生时机，还不利于被救。

（3）别靠窗边"躲"：现在的建筑楼房一般都是框架式结构，地震时，楼房常常是框架在、墙没了，如果人们躲在窗户下，很容易被甩出去。高层楼面向马路的那面墙很不稳定，高层楼的窗户更要远离。

地震发生时，如何逃生

（樊毫军　李　悦）

6. 地震时身处户外，如何避险

地震发生时，首先要保持冷静，不要慌乱，快速判断自己所处位置和震动状况。国内外专家普遍认为：震时就地避险，震后迅速撤离，是应急避震的基本准则。

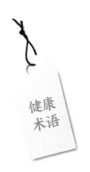

健康术语

女儿墙（又称"孙女墙"）： 是建筑物屋顶周围的矮墙，主要作用除维护安全外，亦会在底处施作防水压砖收头，以避免防水层渗水或是屋顶雨水漫流。

专家说

地震来了，当我们身处室外，是躲还是跑

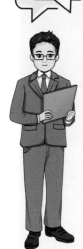

地震来了是跑还是躲？既要因地制宜，也要因人而异。综合考虑建筑物的抗震能力，人员所处位置、体能，室外环境等，具体情况具体分析。如果地震时在户外，应第一时间疏散到空旷的地方避震，但要注意避开容易倒塌的建筑物，远离高架桥、电线杆、玻璃幕墙、广告牌以及其他高空悬挂物等。

在户外怎样避震

（1）就近选择开阔地避震：蹲下或趴下，以免摔

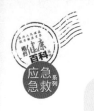

倒。不要乱跑，避开人多的地方。不要随便返回室内。

（2）避开高大建筑物或构筑物：楼房，特别是有玻璃幕墙的建筑物，过街天桥、立交桥、高烟囱、水塔等，均应避开。

（3）避开危险物、高耸或悬挂物：变压器、电线杆、路灯、广告牌、吊车等。

（4）避开其他危险场所：狭窄的街道、危旧房屋、围墙、女儿墙、高门脸、雨篷下，砖瓦、木料等物的堆放处等。

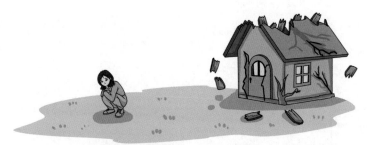

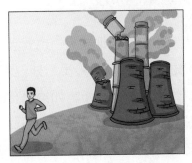

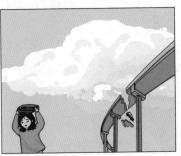

（樊毫军　李　悦）

7. 地震时若不幸被掩埋，如何自救

地震时，万一因为房屋倒塌或者家具倾倒而被埋压或被困在废墟内，要根据自身条件和所处环境，采取相应的自救措施，争取尽快脱离危险。不要盲目呼叫，尽量节省力气，注意外边动静，伺机呼救，可以用敲击的方法呼救；尽量寻找水和食物，创造生存条件，耐心等待救援。

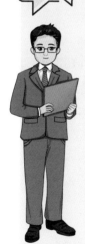

被埋压在废墟里时，该怎么办

若手臂或其他部位还能够活动，应逐步清除压物，尽量使身体摆脱被压的状态，设法脱险。不能脱险时，应在嘴和胸的部位，掏出一定空间，保证呼吸；有湿毛巾、衣服或其他布料时，尽量用来捂住口鼻，避免因粉尘呛闷造成窒息。解除被压状态后，如果受伤则要想办法包扎。用砖块、木棍和可以挪动的物品等支撑身体上方的重物，扩大和稳定生存空间，避免进一步塌落。

被阻隔在深部废墟里时，该怎么办

应想方设法寻找和开辟通道，朝着有光亮、更安全宽敞的地方移动，设法逃离险境。不能脱险时，

设法避开上方不结实的倒塌物、悬挂物或其他危险物；设法用砖石、木棍等支撑残垣断壁，以防余震时再被埋压；尽力寻找水和食物并节约使用，延长生存时间，耐心等待救援；不要随便动用室内设施，包括电源、水源等，也不要使用明火；闻到煤气及有毒异味或灰尘太大时，设法用湿衣物捂住口鼻。

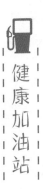

健康加油站

震后自救应注意什么

被压埋和阻隔后，要有强烈的求生欲望，要有自救的勇气和毅力。

保持神志清醒，不要睡着。如果身边还有其他被困者，可以互相说话鼓励。

注意保存体力，不要盲目大声呼救。当听到上面（外面）有人活动时，用砖、铁器等物敲打管道或墙壁，向外界传递消息。附近无人时，不要急躁，不要哭喊和盲目行动。

（樊毫军　李　悦）

8. 地震发生后，如何开展互救

对于一般人来说，展开互救前，一定要先保证自己的安全，比如观察周围环境、对自身状态做出评估等，在确保自身安全、有能力的前提下，再去实施救援。据统计，大地震后半小时内救出的被埋压人员生存率达 99%，由此可见，相互救援是减少伤亡的主要措施之一。解救被埋压人员时，应使被压者头部暴露，迅速清除其口鼻内的尘土，防止窒息，再行抢救，不可用利器刨挖。

关键词

地震 互救 急救

专家说

如何解救被埋压人员

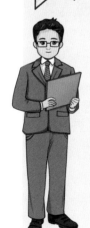

在展开互救前，通过侦听、呼叫、询问等方式，判断被埋压人员的位置。在展开施救的过程中，不可以使用利器刨挖，如果伤势过重不能自行出来的，更不能强拉硬拖。

营救中要首先使伤者头部暴露出来，并迅速清除口鼻内尘土，保持呼吸道畅通，从而避免窒息。之后再刨挖伤者身体其他部位；营救过程中，要特别注意在使用工具时不要伤及被埋人员，更不要破坏被埋者周围主要的支撑物，防止进一步倒塌。对暂时无力救出的伤员，要使废墟下面的空间保持通风，递送食品、静待时机再进行营救。

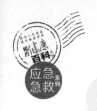

地震互救过程中，应遵循以下原则

（1）先易后难：先救埋压较浅，容易救出的轻伤人员。

（2）先近后远：先救离自己最近的被埋压者。

（3）先多后少：先救埋压人员多的地方，如学校、医院、旅馆、商场等人员密集场所。

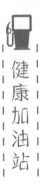

如何对被埋压人员进行急救

对于埋压在废墟中时间较长的幸存者，首先应递送饮料，然后边挖边支撑，注意保护幸存者的眼睛。

对于颈椎和腰椎受伤的人，施救时切忌生拉硬抬；对饥渴、受伤、窒息较严重，埋压时间又较长的人员，救出后要用深色布料蒙上其眼睛，避免强光刺激；对伤者，根据受伤轻重，采取包扎或送医疗点抢救治疗等措施。

对于那些呼吸脉搏微弱且意识不清醒的危重伤员，应尽可能在现场进行救治，然后迅速送往医院和医疗点。

（樊毫军　李　悦）

山体滑坡

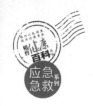

9. 山体滑坡会对 人类健康造成哪些危害

山体滑坡是指山体发生不稳定性变形而导致的大规模岩土滑动现象。它通常发生在陡峭的山坡上，尤其是在降雨、融雪、地震等自然灾害的影响下，山体的稳定性受到破坏，岩土体失去了支撑力而向下滑动。山体滑坡的危害很大，它不仅会破坏山体生态环境，还会对周围的居民和建筑物造成威胁。

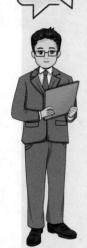

山体滑坡会对人类健康造成哪些危害

山体滑坡伴随着巨大的应力释放，如果发生时人类处于山体滑落的范围内，一旦遭到滑坡堆积体的掩埋，生还可能极低。如果及时逃出，也有极大可能对人体造成挫伤、骨折、内伤等创伤伤害。另外，因为山体滑坡导致的环境巨变极有可能带来疾病感染；灾后的生活困境和恢复压力也可能给人们带来精神上的困扰，导致焦虑和抑郁等心理健康问题。

因山体滑坡被困于山区该如何生存

被困于山区时，首要任务是保持镇静和冷静思考。寻找避难所，如岩洞、树林或悬崖下方，保持身体温暖和干燥。寻找水源，避免脱水，同时节约食物，保持体力。利用能发出信号的物品吸引救援，如火、镜子、口哨等。尽量避免在夜间行动，等待救援到来，同时保持乐观和坚持生存的信心。

健康加油站

山体滑坡过后会带来哪些健康隐患

山体滑坡过后可能会导致一系列健康问题和疾病，特别是在受灾地区。以下是一些可能的健康风险和疾病。

（1）水源受污染：山体滑坡可能导致地下水和饮用水源受到污染，增加水源传播的疾病风险，如腹泻、霍乱等。

（2）空气受污染：滑坡可能会搅动土壤和废墟，释放有害气体和颗粒物，导致空气污染，增加呼吸道疾病的风险。

（3）精神健康问题：山体滑坡可能导致人们失去家园和财产，造成心理创伤和精神健康问题。

在山体滑坡过后，应尽快寻求医疗援助、清理废墟和恢复基础设施，以减少这些健康风险和疾病的发生。

（李青霖　周飞虎）

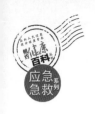

10. 人在**户外**，可以通过**观察识别山体滑坡风险**吗

在户外，可以通过以下迹象来观察、识别山体滑坡风险：①地面是否出现裂缝、裂隙或下陷的迹象；②周围地表是否出现水土流失现象；③是否有滚石、滑坡碎屑等迹象；④山体是否有突然变化的迹象，如坡度陡增等。如有这些迹象，表明山体可能已经发生变化，存在滑坡风险，应及时采取措施。尽早地识别山体滑坡的征兆可以大大提高逃生成功的可能性。

观察到山体滑坡的迹象之后该如何逃生

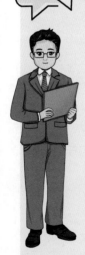

一旦观察到山体滑坡的迹象，应立即采取以下逃生措施：①保持镇定，不要惊慌；②迅速向安全地带移动，远离可能受到滑坡影响的区域；③避免穿越沟壑、河流或其他可能受到滑坡影响的地形；④尽量选择向上方移动，避免被滑坡冲击；⑤如果无法迅速逃离，应寻找坚固的避难所，如大树、岩石或稳固的建筑物；⑥在滑坡发生时，保护头部，尽量保持平躺姿势，减少受伤风险。最重要的是要保持警惕，及时采取行动，确保自身安全。

（李青霖　周飞虎）

11. 哪些地方**容易发生山体滑坡**，要**尽量远离**

　　山体滑坡是由于山体内部岩体结构的破坏、地下水位变化、地震等因素引起的大规模土体滑动现象。在全球范围内，有许多地区存在着山体滑坡易发区域，这些区域具有一些共同的特征。要识别易发生山体滑坡的地区，可以留意以下特征：①陡峭的山坡和悬崖边缘，特别是在陡坡上有裸露的岩石或土壤；②沟壑底部和河床附近，因为水流冲刷容易导致土壤松动；③松软的土壤和岩层，容易发生滑坡和崩塌；④植被减少或植被异常生长，可能是因为土壤松动导致的；⑤火山口、地震带等地质灾害多发区域。一旦发现以上特征，应尽量远离这些地区，选择安全的露营地点，避免在可能受到山体滑坡影响的区域活动，确保自身安全。

专家说

在外野营时，如何规避山体滑坡地区

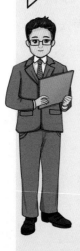

在外野营时，要规避山体滑坡地区。首先，选择平坦且稳固的露营地点，避免在陡峭山坡、悬崖边缘或沟壑底部搭建帐篷。其次，远离潜在滑坡危险区域，如河床、山脚和松软土壤，以减少受滑坡影响的风险。此外，注意观察周围环境，留意裂缝、滚石、水土流失等迹象，及时发现潜在的滑坡风险。避免在降雨或降雪后露营，选择天气晴朗时露营，同时寻找稳固的避难所，如岩石、大树或建筑物的稳固结构，以备不时之需。通过以上预防措施，可以有效规避在野外露营时遭遇山体滑坡的风险，确保自身安全。

山体滑坡的危害和影响

山体滑坡的危害和影响主要表现在对人们的生命财产安全造成威胁。山体滑坡可能导致房屋损坏、道路中断、农田毁坏等严重后果，给当地居民和社区带来巨大的经济损失和生活困扰。此外，山体滑坡还可能引发泥石流、洪水等次生灾害，对周边环境和生态系统造成严重破坏，甚至影响水源地的水质和供水安全。因此，山体滑坡的危害和影响不容忽视，及时的山体滑坡预警和监测至关重要，能减少潜在的危害和影响，保障人们的生命和财产安全。

（李青霖　周飞虎）

12. 如果**遭遇山体滑坡**，如何**自保**

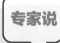

遭遇山体滑坡时，应尽量保持镇定，迅速向相对安全的地方移动，避免停留在滑坡可能冲击的区域。如果无法逃离滑坡区域，应尽量躲避滑坡物质的冲击，寻找坚固的避难所，如大树、岩石或稳固的建筑物，保护头部和颈部，尽量减少受伤风险。在滑坡停止后，应注意可能的次生灾害，如泥石流等，及时离开滑坡区域，向安全地带转移，并寻求救援。最重要的是保持冷静和沉着，采取正确的自救措施，确保自身安全。

专家说

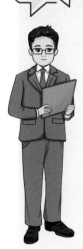

遭遇山体滑坡该如何自救

遭遇山体滑坡时，首要的是确保自身安全。以下是一些建议，包括①警惕预警信号：如果你身处易发生山体滑坡的地区，要密切关注气象预警和地质监测信息，一旦接到滑坡预警信号，要立即采取行动。②迅速撤离：一旦发生山体滑坡，要立即远离滑坡区域，尽量向上游或者横向逃离，避免被滑坡物质冲击。③寻找避难处：如果无法迅速逃离，要寻找坚固的建筑物或者其他避难处躲避，避免被滑坡物质直接冲击。④保护头部：在滑坡发生时，用手保护头部，尽量保护自己的头部和颈部，减少外伤的发生。需要注意的

山体滑坡　自身安全　迅速撤离

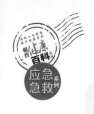

是，山体滑坡发生时往往会伴随巨大的冲击力，因此一定要保持冷静，迅速作出适当的应对，确保自身安全。

气候变化对山体滑坡的潜在影响

气候变化对山体滑坡的产生具有潜在影响。气候变暖可能导致冰川融化和降雨增加，增加了山体滑坡的风险。降雨增加可能导致山体土饱和度增加，从而减少了土体稳定性。因此，气候变化对山体滑坡的潜在影响需要引起足够重视，以制订相应的应对和适应措施。

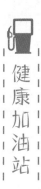

健康加油站

因山体滑坡受伤该如何处理

如果你受伤严重，尽量保持镇静，避免剧烈运动，以免加重伤势。如果可能，用衣物或其他物品止血，并保持受伤部位固定。如果有伤口，要尽快清洁伤口，并用干净的绷带或纱布包扎。在等待救援的过程中，尽量保持温暖和安静，以减轻伤势。

（李青霖　周飞虎）

13. 山体滑坡过后，如何**判断周围环境是否安全**

判断山体滑坡过后周围环境是否安全，有以下一些方法：观察周围的地形和地质情况，特别是是否有新的滑坡迹象或者泥石流的迹象。如果发现泥石流、岩石滑落等情况，说明周围环境可能不安全。留意周围是否有滑坡物体，如大块岩石、泥土、树木等，这些物体可能存在滑坡后的残留物，需要避免靠近它们。总之，在判断周围环境是否安全时，要保持警惕和谨慎，尽量避免冒险。

专家说

在山体滑坡中受伤，如何判断自己的伤情

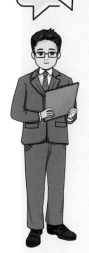

在山体滑坡中受伤后，要先冷静下来评估自己的伤情。首先，检查身体各部位是否有明显的外伤、出血或骨折等症状，注意是否有疼痛、肿胀、活动受限等情况。其次，观察是否出现头部受伤、意识丧失、呼吸困难等严重情况，以及是否有内部出血、休克等危急症状。如果症状严重或不明显，应尽快向他人求助或呼叫救援，避免延误治疗。在评估伤情时，保持冷静和清醒，及时采取适当的急救措施，确保自身安全并及时就医。

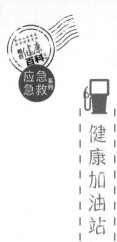

山体滑坡的形成过程

山体滑坡的形成过程可以概括为以下几个阶段。

（1）预备滑动阶段：在这个阶段，山体开始出现一些滑动预兆，如裂缝、滑动面的形成和变形等。这些迹象可能是由于地下水位升高、降雨等因素引起的。

（2）加速滑动阶段：在这个阶段，滑动速度逐渐增加，滑动面扩展和加深。土壤和岩石开始从原来的位置滑动，并形成滑动体。

（3）快速滑动阶段：这是滑坡发展最快的阶段，滑动速度迅速增加，土石体以流动或蠕动的形式向下滑动。这个阶段可能伴随着土石体的破碎和摩擦热。

（4）稳定阶段：当滑坡达到一定程度后，滑动速度逐渐减缓并停止。滑动体达到新的平衡位置，形成新的地形特征。

（李青霖　周飞虎）

泥石流

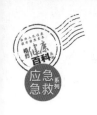

14. 泥石流
会对人类造成哪些危害

泥石流是一种由水、泥沙、岩石和其他碎屑物质混合而成的流体，通常发生在山区或丘陵地带，具有极强的破坏力。泥石流对人类造成的危害包括但不限于：快速流动的泥石混合物可能摧毁建筑物、道路和桥梁，造成财产损失；泥石流的巨大冲击力和压力可能导致人员伤亡；泥石流还可能造成土地沉积、河道堵塞，引发洪水等次生灾害，进一步加剧灾害影响。

专家说 泥石流的危害和影响

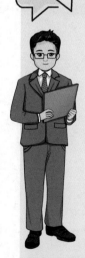

泥石流是一种破坏力极强的自然灾害，具有较强的危害性。泥石流中携带着大量的泥沙、石块和树木碎片，这些物体的冲击和碰撞会给人造成严重的伤害，甚至导致死亡。此外，泥石流还会对生态环境造成严重的破坏，破坏山地植被和土地，导致水土流失和生态失衡。泥石流的危害和影响是非常严重的，给人们的生命、财产和生态环境带来极大的威胁。因此，我们应该加强对泥石流的监测和预警，采取有效的防治措施，提高公众的防灾意识，减少泥石流灾害的发生，保护人民的生命财产和生态环境。

在泥石流中受伤如何自救

在泥石流中受伤后，首先要尽量保持冷静，寻找相对安全的地方避难。检查自身伤势，止血处理外伤，保持伤口清洁，避免感染。如果受伤严重，尽量保持体温，保持清醒等待救援。利用口哨、声音或其他方式向救援人员发出信号，帮助他们找到你。同时，尽量避免进食未知来源的食物和水源，以免加重伤势。最重要的是保持乐观和坚强，尽力寻求救援，确保自身安全。

健康加油站

泥石流过后会带来哪些健康隐患

泥石流过后可能会带来多种健康隐患。首先，泥石流过程中带来的泥沙、碎石和污染物可能会导致水源受到污染，影响人们的饮水安全，增加水源性传染病的发生风险。其次，泥石流过程中可能会伴随着土壤中的细菌、真菌和有害化学物质的释放，对周围环境造成污染，可能引发呼吸道疾病、皮肤病等健康问题。此外，泥石流还可能导致基础设施破坏，影响医疗卫生条件，加剧灾后疾病的传播和治疗难度。因此，泥石流灾害过后需要重点关注健康隐患，采取相应的防护和卫生措施，确保人们的健康安全。

（李青霖　周飞虎）

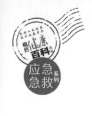

15. 哪些地方**容易发生泥石流**，要**尽量远离**

关键词

泥石流 地质条件 生态保护

泥石流通常在沟谷地形陡峻、松散固体物质丰富和水源动力充沛的地区更容易发生。山区或丘陵地带，由于地势起伏大、坡度陡峭，降雨水流速度大，容易引发泥石流。在这些地区，山体土壤和岩石容易因为大雨而失去支撑力，形成泥石流。松散固体物质丰富的地区，如存在易崩塌的岩层或土层，也更容易发生泥石流。此外，人类活动也可能加剧泥石流的发生。过度砍伐森林会减少植被的保护作用，增加土壤的侵蚀和泥石流的发生概率。总的来说，松散固体物质丰富、地势陡峭、降雨量大的地方更容易发生泥石流。

专家说 如何早期识别泥石流并逃离

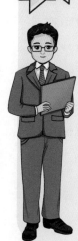

早期识别泥石流的迹象包括：附近山体发出隆隆声、土石滚动声或树木摇晃声；发现山体出现滑坡、裂缝、泥石堆积等异常现象；附近水源突然变浑浊或水位急剧上升。一旦发现这些迹象，应立即采取行动：迅速向高处或远离山体的安全地带撤离；避免越过河流、桥梁等易被泥石流冲毁的地方；不要贪图便利而选择在低洼地带或河谷等危险区域逗留。及时逃离是关键，确保自身安全。

泥石流的分类和特点

　　根据泥石流的成因和特点，可以将其分为多种类型。按照成因不同，泥石流可分为降雨型、融雪型、冰川型、地震型等。根据流动速度和流态特点，泥石流可分为流速型、泥石水混合型、泥石流型等。泥石流具有流速快、流量大、冲击力强的特点，流速可高达每小时数十公里甚至数百公里，具有强大的破坏力。泥石流还具有流动路径不固定、流域面积广、泥沙含量高、流态复杂等特点，这使得泥石流在发生后很难预测其具体流动路径和范围。此外，泥石流还常常伴随着滚石、树木等物体的混合运动，对周围的建筑物、道路和农田等造成巨大破坏。因此，对泥石流的分类和特点有深入的了解，有助于科学有效地预防、减轻泥石流灾害带来的损失。

（李青霖　周飞虎）

16. 人在**户外**，可以通过**观察识别泥石流风险**吗

　　泥石流的发生通常具有一些预兆，包括地质、气象和水文等方面的变化。地质上，如出现地表开裂、岩层滑动、岩石碎屑堆积等迹象，可能预示着泥石流的危险。气象方面，降雨是泥石流发生的主要

诱因，因此气象部门的降雨预警信息对于预防泥石流至关重要。人在户外，可通过山体发出隆隆声、土石滚动声，附近水源变浑浊或水位急剧上升等征兆识别泥石流风险。

被泥石流吞没该如何自救

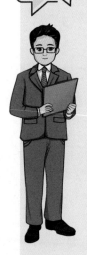

如果被泥石流吞没，应尽力保持冷静，用手臂保护头部，尽量保持呼吸通畅，寻找空隙或空气口，保持呼吸，等待泥石流停止。利用手脚寻找支撑物或空间，尝试向上游方向游动，避免被泥石流冲走。同时，应保持冷静和乐观的心态，尽力保持思维清晰，不放弃寻找生存机会的信念。保持耐心和坚强，相信救援人员会及时赶到，寻找生存的可能性，坚信自己能够渡过难关。

泥石流对生态环境的影响

泥石流对生态环境的影响主要表现在以下几个方面：首先，泥石流会摧毁植被，破坏生态系统的平衡，导致生物多样性下降。其次，泥石流会带来大量的泥沙和石块，对土壤进行深度侵蚀，破坏土地的肥力，导致土地的退化。再次，泥石流还会污染水源，影响水质和水生态系统的稳定。最后，泥石流还会对人类的生存环境造成严重破坏，损害人类的生命财产和社会稳定。

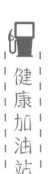

泥石流过后如何预防传染病

　　泥石流的发生会对生态环境造成严重破坏，导致植被破坏、土壤侵蚀、水源污染等问题，同时会带来许多传染病。因此加强泥石流的防治工作对于预防传染病至关重要。为了预防传染病的发生，需要确保饮用水的安全性，避免饮用受到泥石流污染的水。同时，妥善处理泥石流带来的废物和污染物，密切监测当地人群的健康状况，及时发现并控制传染病的传播。此外，个人卫生也非常重要，包括勤洗手，避免接触受污染的土壤和水源。政府和卫生部门通常会采取措施来协助居民预防传染病的发生，包括提供清洁饮用水、医疗服务、卫生教育等。

（李青霖　周飞虎）

17. 遇见泥石流该如何逃生

　　遇到泥石流时，首先要保持冷静，迅速向高处或远离山体的安全地带撤离。尽量避免越过河流、桥梁等易被泥石流冲毁的地方，选择平缓地势或高处躲避。如果无法逃离，应尽量找到坚固的建筑物或大

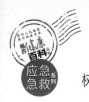

树等遮蔽物躲避，保护头部和呼吸道。

 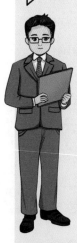

遇见泥石流该如何逃生

遇到泥石流时，首先要保持镇定，迅速寻找避难所。如果在户外，应向上游方向迅速奔跑，寻找高地或者坚固的建筑物躲避。避免穿越河流或者横渡山谷，以免被泥石流冲走。如果在车辆上，立即离开车辆，徒步向上游方向逃离。在逃生过程中，要远离河流、沟渠和山谷，避免被泥石流冲击。同时，要注意观察周围的情况，避免被滚落的岩石、树木等击中。如果被困在泥石流中，应尽量保持头部朝向上游，保护好头部，尽量避免被大块物体击中。如果有可能，可以抓住树木、岩石等固定物，以减少被泥石流冲走的可能性。总之，遇到泥石流时，要迅速作出反应，寻找避难所，远离泥石流的危险区域，保护自己的生命安全。

泥石流的救援和应急处理

泥石流的救援和应急处理主要包括以下几个方面：首先，一旦发生泥石流，应立即启动应急预案，组织救援力量进行现场救援和抢险工作。其次，应及时调集救援物资和装备，如救生艇、救生绳、救生衣、急救药品等，以应对可能出现的紧急情况。最后，要组织人员进行现场排险和清理工作，及时疏散受灾人员，避免二次灾害的发生。

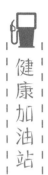

泥石流发生时该如何自救

当面临泥石流威胁时，应当迅速作出反应。自救的重点是远离泥石流的危险区域、寻找避难所，保护自己的生命安全，期间避免逗留，保持警惕，等待救援人员的到来。

（李青霖　周飞虎）

泥石流　逃生方向

18. 泥石流来袭时，如何选择正确的逃生方向

泥石流来袭时，不能选择向泥石流来的方向逃生，因为泥石流的速度非常快，一旦被泥石流冲击，很难逃脱。

泥石流来袭时的逃生方向

泥石流通常伴随着巨大的冲击力和摩擦力，即使是强壮的成年人也难以在泥石流中保持站立。同样，也不能选择逃往泥石流去的方向，因为泥石流的规模通常很大，逃往泥石流去的方向可能会让人置身更大

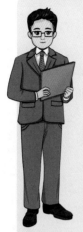

的危险之中。此外，泥石流的流动方向通常是不确定的，可能会出现多股泥石流，因此无法准确判断泥石流的流动路径。在面对泥石流时，最重要的是要迅速寻找避难所，远离泥石流的危险区域，避免被泥石流冲击。同时要保持头脑清醒，避免恐慌，寻找高地或者坚固的建筑物躲避，尽量保护自己的生命安全。

泥石流防灾知识宣传与教育的重要性

首先，通过宣传教育可以提高公众对泥石流灾害的认识和了解，包括泥石流的成因、特点和预警信号等，提高他们对灾害发生的风险认知，增强人们的防灾意识；其次，宣传教育可以帮助人们了解面对泥石流时正确的应对方法和逃生决策，从实践的角度学习有效措施，降低灾害损失。因此，加强泥石流防灾知识宣传与教育，对于提高公众的防灾意识和自救能力，具有重要的现实意义和长远意义。

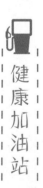

发生泥石流时如何寻找避难所

当泥石流发生时，寻找避难所是至关重要的。以下是一些寻找避难所的建议。

（1）寻找高地：尽量向高地逃离，远离泥石流可能到达的低洼地区。

（2）寻找坚固建筑：如果在城镇或村庄附近，寻找坚固的建筑物，如居民楼、学校、医院等，这些建筑物通常能提供更好的避难保护。

（3）避开河流和沟渠：避免逗留在河流、沟渠或山谷附近，这些地区可能成为泥石流的通道。

（4）寻找高大树木：如果在林区，寻找高大的树木或坚固的树林，这些地方可能提供一定的避难保护。

在任何情况下，寻找避难所时要保持镇静，尽量选择安全的地方，避免靠近泥石流可能到达的区域。

（李青霖　周飞虎）

四

洪涝

19. 洪涝灾害 对生命健康有哪些危害

我国是世界上洪涝灾害多发频发的国家之一，每年汛期的洪涝灾害都会造成经济损失和人员伤亡。而且随着社会和经济的发展，人口和财产增多且相对集中，洪涝灾害对社会造成的危害越来越严重。

洪涝灾害对生命健康有哪些危害

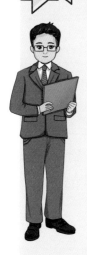

洪水、暴雨等导致水位快速上涨，会直接淹没生产和生活的区域。洪水水流速度快，会将人员冲走导致溺水。洪水和伴随的地质灾害（如山体滑坡、泥石流等）导致建筑物被破坏、坍塌，人员被掩埋甚至伤亡。环境温度降低或者长时间在水中浸泡会使人体的温度降低，导致失温，严重者有生命危险。在洪涝灾害中外伤很常见，如皮肤和软组织的损伤和感染、关节的损伤（如扭伤、关节脱位等）、出血和骨折等。洪涝灾害后由于生态环境被破坏、病媒生物分布的变化、人群接触的机会增加等，会导致传染病的流行。由于居住环境被破坏，食物和饮用水供给不足、无法及时获得药物等，可能导致原有的慢性疾病的病情发生变化甚至加重。另外由于灾害导致的社会心理应激反应，也会使心脑血管疾病的发生率增加或出现原有病情的加重。

溺水 失温 外伤

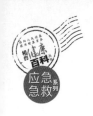

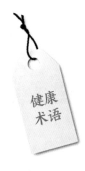

健康术语

洪水灾害：指大雨、暴雨引起水道急流、山洪暴发、河水泛滥，淹没农田、毁坏环境与各种设施等。

雨涝灾害：指水过多或过于集中或返浆水过多造成的积水成灾。

（马青变　周飞虎）

20. 哪些地方会**发生** **洪涝灾害**

　　我国是世界上洪涝灾害多发频发的国家之一，三分之二的国土面积上都发生过不同类型和不同程度的洪涝灾害，总体呈现出夏多冬少、东多西少，沿海多、内陆少，平原湖区多、高原山地少的特点。

专家说

我国哪些地区容易发生洪涝灾害

　　洪涝灾害的发生具有明显的区域性。我国大的洪涝灾害多发生在七大江河流域，即长江、黄河、淮河、海河、辽河、松花江、珠江流域。洪涝灾害几乎每年都有，只不过在规模、类型上不同而已。沿海地

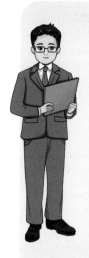

区和长江中下游地区的洪涝灾害最为严重。其中广西东南部、广东沿海、海南、浙江沿海，以及浙赣皖交界处、辽宁、四川的局部地区，洪涝灾害发生频率很高。

需要注意的是，除以上区域外，其他地区也可能发生洪涝灾害。现代化城市的地面多为隔水层，不透水，如果配套排水系统的容灾能力较低，短时间内大量降水就可能出现积水，导致城市的洪涝灾害。

我国哪些时间容易发生洪涝灾害

洪涝灾害的发生具有明显的季节性。由于中国受季风气候影响，夏季冷暖空气交替剧烈，年内降水量有季节性变化，每年4个月的汛期（北方一般为6—9月，南方一般为5—8月）降雨量大、降雨时程集中，容易发生洪涝灾害。

需要注意的是，除汛期外，其他季节也可能发生洪涝灾害。在春季气温回升时，河段上游先解冻而下游仍封冻，上游来的水和冰块堆积在下游河床，形成冰坝，造成洪涝；另外，河流封冻时也可能产生冰凌洪水（即凌汛）。在秋季台风高发时，伴随的大风、暴雨和风暴潮，也容易导致洪涝灾害。

（马青变　周飞虎）

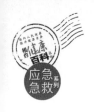

21. 为了**应对洪涝灾害**，
我们需要准备哪些
防灾物资

洪涝灾害的突发性强、影响范围大、危害巨大。强降雨和洪水常常导致被困人员溺水甚至伤亡。基础设施被破坏导致受灾地区会出现长时间的水电、燃气、通信、交通的中断，居民无法获得足量的、清洁卫生的食物和饮用水等生活必需品。生态环境被破坏、蚊蝇滋生和害虫聚集，容易引发传染病的流行。因此在洪涝灾害高发的地区，居民应该提前准备一些防灾应急物资。

专家说 防灾物资中应该包括哪些常用物品

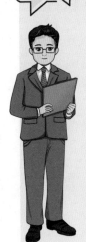

手机是重要的通信和获取灾情信息的工具，也是遇到险情时最重要的呼救工具。救生衣可给身体提供浮力，是防止溺水的保护工具。救生绳索用于固定和搭建临时桥梁和绳索通道。雨衣、雨伞和雨靴用于保护身体不受雨水侵害，提高在灾害环境中的适应能力和安全性。强光手电或应急灯可以帮助我们在夜间进行照明，也是重要的发出求救信号的工具。另外还应该备足食物、饮用水、衣物、生活日用品和必要的医疗用品和药物。

（马青变　周飞虎）

22. 身体长时间浸泡在水里会有什么影响

关键词

洪涝　浸泡　皮肤损伤　低体温症

　　皮肤长时间浸泡在水中会发白软化、出现褶皱，此时作为保护屏障的皮肤容易因摩擦、剐蹭出现破损，手指、足趾间更容易出现浸渍、糜烂。除了皮肤局部症状，还可能因长时间浸泡在比身体温度低的水中，人体持续丧失热量导致低体温症，严重者可能危及生命。

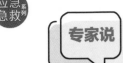

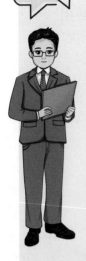

如何避免因长时间浸泡引起的不良反应

洪水中含有腐败动植物碎屑、粪便、细菌或寄生虫，且可能被有毒化学物质污染，为了预防皮肤病和皮肤受损并发感染，应避免手、足等部位长时间浸泡在污染水体中，救援时每隔 1~2 小时需脱离水环境休息一次。另外，水的导热系数比空气高出许多，因此同等时间内人体在水中散失的热量比起在空气中多得多且快得多，所以从水中被救上来的人要及时换上干衣物、披毛毯保暖，以防止低体温症的发生。

如何处理因长时间泡水导致的皮肤损伤

出现皮肤红疹、瘙痒等不适时，应加以注意。首先，要离开洪水环境，保持局部干净、干燥。其次，保护创面，对已有糜烂或浸渍的皮肤可用 3% 硼酸溶液湿敷；局部出现红肿疼痛、破溃渗液，提示继发感染，可用碘伏消毒。上述措施无效时须及时到医院就诊。

洪涝灾害引起的皮肤病有哪些

有研究统计，发生水灾地区的皮肤病就诊率明显高于同期未发生地区，以细菌感染性皮肤病、变态反应性皮肤病、浸渍性皮炎等为主。

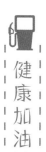

洪灾时易发生的传染病有哪些

洪灾时易发生的传染病主要包括消化道传染病，如甲肝、感染性腹泻等；呼吸道传染病，如流行性脑脊髓膜炎（流脑）、流行性感冒（流感）等；自然疫源性疾病，如乙型脑炎（乙脑）、血吸虫病等；以及皮肤病、流行性出血性结膜炎等。其中，消化道传染病常为灾后的首发病，呼吸道传染病和自然疫源性疾病多为洪涝中后期高发。

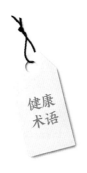

健康术语

低体温症： 指人体核心温度低于或等于35℃，可分为三型：轻型32~35℃，中型28~32℃，重型为低于28℃。早期可出现寒战，体温进一步下降可导致心率、血压降低，严重者出现嗜睡、昏迷。

（刘亚华　周飞虎）

23. 发生洪涝时，为什么要关闭电源总开关

不论是撤离，还是被洪流困在房屋内，都需要做一件重要的事情，即拉下家里的总电闸。洪水一旦漫入建筑物，未断电的电源插

座、电器等会发生短路、漏电，容易引发触电，造成电击伤、电器损坏，甚至引发火灾。

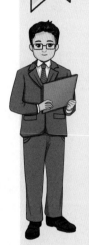

对人体造成损伤的电流是多少

电流强度越大对人体的致命危险越大，电流持续时间越长则损伤程度越大。行业规定安全电流为 10 毫安，致命电流为 50 毫安，在有防止触电保护装置的情况下，人体允许通过的电流一般可按 30 毫安考虑。100 毫安的电流通过人体 1 秒，足以致命。

如何使触电人员脱离危险环境

怀疑伤者触电且身边有电器设备损坏烧焦痕迹，救援者应先关闭电源，用干燥的木棍等绝缘工具将电线或者漏电设备移开，可在手上包绕干燥衣服拖曳伤者到安全地带。也可站在干燥的木板或者橡胶垫等绝缘物品上，将伤者拖拽开，放置于干木板或者绝缘衣物上，使其与地面隔离，并及时拨打"120"急救电话。

洪水退去，如何安全使用电器设备

积水退后也应仔细检查插座、灯泡及家用电器等，是否存在被水淹或受潮等情况。如果出现损坏，为防止再次通电后电器出现漏电情况，应联系维修部门测试维修或者更换，不可自行维修。

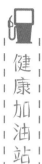

健康加油站

如何根据触电人员受伤情况进行急救

脱离电源后应快速检查伤者，意识清醒、症状较轻者，仍建议到医院进一步检查。呼吸和心跳停止者，应立即实施心肺复苏进行抢救，此时的心肺复苏步骤为"胸外按压 - 开放气道 - 人工通气"。第一目击者应对伤者进行持续心肺复苏直至"120"急救人员到来。切勿用油膏或者不干净的敷料包扎电击伤的伤口或者创面。

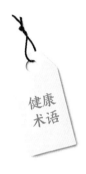

健康术语

电击伤（俗称"触电"）： 是指一定强度的电流通过人体，引起全身或局部组织不同程度损伤或器官功能障碍，轻者痛性肌肉收缩、惊恐、面色苍白、头痛头晕、心悸，重者意识丧失、休克、心搏呼吸骤停。

（刘亚华　周飞虎）

24. 洪水已经漫进屋里
该怎么办

洪水漫进屋内时，切莫惊慌，尽快逃离至楼顶、山坡等高地为首要选择，如已来不及离开，则要科学自救，避免发生触电、溺水等危险。

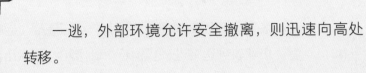

一逃，外部环境允许安全撤离，则迅速向高处转移。

二躲，无法转移时，搬动床、柜、沙发等，垒高台容身等待救援。

三呼，呼叫求援，门窗醒目处用鲜艳的布带、塑料袋等做标识。

四等，保持镇静等待救援，合理使用食品、水、充电宝等物资，常用药物放身边。

家庭如何提前做好洪涝灾害准备

提前熟悉本地区防汛措施和抗洪救灾机构联系方式，提前熟悉最佳撤离路线。

洪涝灾害易发地区居民还应提前储备家用洪涝救生器材，如可漂浮的木盆、大块泡沫塑料等，必要时应提前购置救生衣、应急手电、帐篷等。

可用沙袋或者衣物堵在门口和窗台缝隙处，防止渗水；同时堵住淋浴和马桶下水道的出水口，防止污水倒流。

在家躲避时如何识别危险

房间内进水后，应及时关闭天然气阀门和电源开关，如果在燃气设备旁闻到刺鼻气味，或在积水区发现"冒气泡"现象，有可能是燃气管道泄漏所致，此时不要靠近和使用打火机、电话，应尽快远离，保持通风。

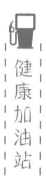

发现溺水人员时，如何现场急救

　　首先快速判断溺水者有无意识、呼吸、心跳，如果没有，则立即开始心肺复苏，同时呼叫"120"，寻求周围人员的帮助。溺亡的核心原因是呛水后缺氧，要缓解缺氧，正确的心肺复苏是关键！溺水者的心肺复苏按照"开放气道 - 人工通气 - 胸外按压"的次序进行，先给予 2~5 次人工通气，如果没有意识但有自主呼吸，应立即清理口鼻异物、开放气道以保证溺水者呼吸顺畅，同时除去溺水者的湿衣服，做好保暖措施。在急救人员到来之前，应陪护在溺水者身旁。

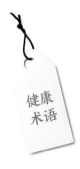

健康术语

　　溺水（又称"淹溺"）：是落水时发生的严重意外伤害，人淹没于水或其他液体中，液体经气道吸入后充满呼吸道和肺泡，引起窒息。

（刘亚华　周飞虎）

25. 乘坐的**交通工具被洪水侵入**该怎么办

洪水泛滥地段，车辆容易落水或被洪水、积水侵入，由于车外存在巨大水压，导致车辆门窗打开困难、车内人员受伤，甚至溺亡。

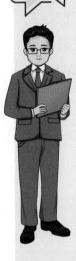

车辆遇水时的紧急处置方法

当车辆被洪水、积水侵入时，应避免在不知路况的情况下继续盲目涉水驾驶，立即停车，打开电子中控锁，以防门锁失灵。然后迅速设法打开车门（须在车内外水线相同时方能打开），同行人员使用安全锤等重击玻璃窗的四角，优先选择还没有被水淹没的车窗。若车辆在水中车头向下、车尾翘起，可迅速向车尾移动，放倒后排座椅靠背，找到并撬开后备箱锁芯堵盖，按顺时针方向拨动白色锁芯，弹开后备箱盖，然后由此处逃出车辆。逃出车辆后，根据水深、个人水性、水流速度等，选择徒步涉水离开危险区域，或依靠车辆、爬上车顶等待救援，逃出车辆时可顺手携带具有浮力的物品协助漂浮，从深水中逃出时注意顺着气泡升起的方向浮出水面。情况允许时立即报警。

安全意识与危险应对

数据显示，车辆从开始进水到完全淹没的时间大概为2~3分钟，一般人完全有能力在这个时间内逃生。乘车人员在危险发生前应足够重视，在危险发生时应保持镇定。如果多人被困入水车辆，在逃生过程中，应避免争抢，离安全出口最近的人应首先设法逃生，其他人协助，首先逃出的人员应在确保自身安全的前提下协助后续人员逃生，若无法协助，则应立即呼救、报警。

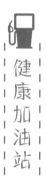

健康加油站

避免涉水或在危险区域行驶

普通民众缺乏逃生技能和装备，应避免涉水或在危险区域行驶。公共交通工具驾驶人员应重视周围可能存在的水灾隐患，及时协调调度，更改路线。私家车驾驶人员应尽快脱离危险区域，或果断弃车离开并报警。

提高安全意识，适当学习逃生技能，
贮备逃生器材

民众应提高安全意识，认识到雨雪天气有遭遇落水淹没的危险。平时应熟悉所驾驶车辆的状况、逃生时可能用到的技术与工具、装置等。车辆内应备有安全锤、可漂浮物（救生衣最佳）、绳索、软质长管等。

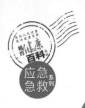

健康
云课堂

乘坐的交通工具被洪水侵入怎么办

（毛 智 周飞虎）

26. 为什么**多人撤离**时 要**用一条绳索绑在一起**

　　在突发强降雨时，容易形成洪水。若洪水在短时间内不能消退，或被困人员因其他原因需要尽快脱离危险区域，但没有足够的漂浮物协助转移，也没有舟船支援，应考虑集体自救互救，尽快脱离。此时，应寻找绳索，采取被困人员集体捆绑的方式，用绳索将所有人员捆绑在一起撤离。

专家说　看似缓慢的洪水，其实力量巨大

　　洪水多数情况下流动比较缓慢，人们容易忽视其潜在的危险。事实上，人在水中有天然的浮

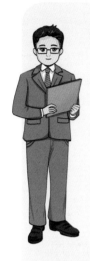

力，而且水中地形复杂、杂物多，在洪水巨大的推力下无法固定，因此，越是平静的洪水，越是应当警惕。

集体捆绑撤离的原因

第一，洪水水流的力量很大，单个人很难对抗水流的冲力，容易被水流带走。第二，单个人难以稳定，容易被水下物体撞击、羁绊失去平衡而溺水。第三，部分人员容易慌张、走散。第四，单个人员在水中目标较小，且洪水多发生于阴雨天气，可视度低，多人捆绑在一起，目标较大，容易被其他人员及时发现。第五，多人捆绑在一起，可以互帮互助、互相鼓励，同时减轻恐惧心理。

捆绑式撤离的注意事项

多人捆绑式撤离时，应当注意：第一，捆绑的位置和力度要适中，首选腰部，不可过紧，避免身体损伤和需要脱离时不易挣脱。第二，尽量打活结，水中死结很难解开，一旦发生紧急情况容易延误脱离。第三，不要追求必须用一根绳索捆绑所有人，可以多根绳索交互捆绑，确实没有绳索时，可以考虑使用衣物替代。第四，对老幼病残孕人员，在捆绑时应该注意避开易受伤部位。

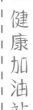

关键词

洪水　浸泡　食物　饮料

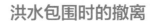

健康加油站

洪水包围时的撤离

一旦发生洪水，应把人身安全放在首位，非救援人员应及时撤离，撤离时应当迅速清点人员，携带适当的生存必需品，尽快脱离危险区域，中途不可因其他事情耽误。

撤离时的行动

撤离时应冷静观察，回忆道路走向，观察水面漂浮物体，避免携带坚硬、锐利物体，移动时应统一向相同方向，并互相搀扶，孕妇、老人以及怀抱小孩等人员尽量居中。

（毛　智　周飞虎）

27. 为什么**被洪水泡过的食物不能再吃**了，连**未开封的饮料都不能喝**

洪水发生后，食物可能被洪水浸泡。虽然外观上看有的食物可能没有明显变化，或者仅仅残留一些泥沙，特别是放在容器中的食物，清洗之后"正常，没有变质"，但仍然不能食用。

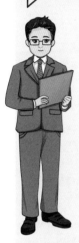

食物被洪水浸泡后不能食用的原因有哪些

第一，洪水中含有各种脏物、病原体，容易附着在食物表面，并逐渐进入食物内部，很难被彻底清洗干净。第二，洪水中可能还有一定的有毒化学物质，食物被浸泡后容易吸收此类物质。第三，洪水中还可能含有一些具有腐蚀性的物质，对于包装本身具有一定的腐蚀作用，可破坏其隔绝能力，导致食物变质。第四，洪水浸泡时，例如瓶装饮料，水分可逐渐浸入包装密封的接口处，并在该处沉淀脏物、滋生病原。

发生洪水时的食物保存

在发生洪水时，若时间允许，应及时把食物搬运至安全区域，避免受潮或洪水浸泡。不宜长期保存的食物，应及时消耗或处理掉。密封保存的食物应注明保存日期。

发生洪水，避难时的食物准备

目前，我国的预警、救援能力明显提升，撤离洪区期间，可提供充足的食物和饮用水。在个别情况下，被困人员应自行准备食水，等待救援。在准备食水的时候，应注意优先准备高热量、易保存的食物，洁净的饮用水应准备充足。

洪水退后剩余食物的处理

洪水退去后，应仔细检查食物是否被洪水浸泡、受潮、发

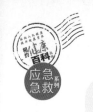

霉、变质，密封口或包装接缝处、瓶口处等是否有污染、漏气、胀袋的情况，密封食物打开时是否有气体逸出，是否有异味等。出现上述任何情况均应丢弃食物，避免误食。

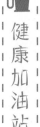

健康加油站

关键词

洪涝灾害 触电 电泄漏

洪水次生灾害

重大洪涝灾害后，相关的连锁性的其他灾害，即被称为洪涝灾害的次生灾害，其影响包括生态环境和社会经济两大方面。对水环境的污染主要包括病原体、工业废渣废液、化肥、农药等有毒有害物质的蔓延和扩散。在洪涝灾害结束之后，常需要对环境进行全面消杀，并做好检验检疫。

（毛　智　周飞虎）

28. 为什么发生**洪涝灾害**时也要特别注意**防止触电**

发生洪涝灾害的时候，绝大多数普通民众的注意力都集中在水带来的危害上，容易忽略电击伤。电击伤发生迅速，很难避免，轻则灼烧皮肤，重则可致人死亡，应当特别注意防护。

专家说

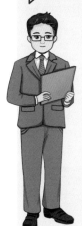

发生电击伤的原因包括哪些

第一，洪涝灾害发生时，往往先有狂风暴雨，容易导致水道两岸上的电线杆倾斜、倒入水中，高压线路可能被扯断隐藏在水下，一旦人员涉入水中，则容易发生触电事故。第二，当水灾淹没居民房屋、工业厂房时，在没有控制性局部断电之前，房屋内部的插座、电器等处均可发生漏电。

如何判断特定区域是否存在触电风险

一般情况下，非救援人员脱离洪涝区域之后，未接到返回通知之前，不应私自返回。因各种原因返回灾区时，应当仔细观察、慎重评估触电风险：第一，确认灾区或目标区域是否已经断电及断电时间，避免在返回时突然供电而出现意外触电。第二，若目标区域没有断电，则应观察周围供电线路是否完整、顺畅，是否存在线路断落、动物尸体、火花。第三，进入目标区域之后，检查是否有用电线路被水淹没，是否有插座浸入水中，房屋内线路是否有漏电烧灼痕迹等。

如何在洪水中避免触电

第一，寻找目标区域是否有避水通道，从而避免身体直接接触洪水。第二，进入目标区域之后，在确保安全的前提下关闭房屋的电闸。第三，在无法确认是否存在漏电、关闭电闸的情况下，应尽可能避开洪水，并采取绝缘防护措施，如穿橡胶长筒靴。第四，有条件时可携带测电笔等检测工具，实时检测是否存在漏电。

健康加油站

机动车涉水交通事故 感染低体温症

触电的危害

40 伏电压可致人体组织损伤，220 伏电压可致心脏颤动，1 000 伏电压可致呼吸停止，高压及超高压电产生的电弧温度高达 2 000~4 000℃，可使组织迅速碳化。

电击伤的急救

一旦发现人员触电，应立即切断电源，确认脱离触电区域后，轻度烧伤的人员可送到医疗机构进行检查和处理，心搏骤停者应立即进行心肺复苏，同时呼叫急救人员进行后续治疗。

（毛　智　周飞虎）

29. 为什么不要随意驾驶车辆通过已经漫水的地方

驾驶机动车通过积水区域时，必须事先了解积水的深度才可以尝试涉水通过。如果机动车驶入的积水区域水位过深，水会进入发动机导致发动机熄火，进入电路系统造成短路。这不但会使车内的设备发生损坏，更重要的是可能给车内的驾驶员和乘客带来危险。

专家说

驾驶机动车通过积水的区域有什么危险

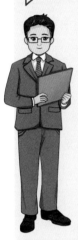

路面的积水会降低车轮的附着力，容易导致车辆打滑。如果积水进入刹车系统可能会导致车辆的刹车系统失灵。由于积水的覆盖，驾驶员无法及时、准确地了解路面和道路两侧的情况。如果路面破损、桥梁坍塌、道路被水冲毁，或者路面的障碍物（如树木、石头等）被积水掩盖，都可能导致交通事故并引发危险。如果道路走向发生改变而驾驶员未能发现，可能导致车辆冲出路肩。

机动车被水淹后有什么危险

机动车被水淹后，由于发动机熄火和电路系统短路，车内的电器设备（如电动车窗和天窗等）通常无法使用，给车内人员的逃生带来困难。随着车外水位上涨，外部的水压会导致车门无法打开。如果水进入车内，身体长时间浸泡在水中可能会出现皮肤破溃和感染，身体的热量也会大量流失、出现低体温症，可能出现肢体抽搐、心动过缓、休克等，严重时还会危及生命。如果水不断进入车内，车内的水位上涨会使空气不断减少，车内人员如果未能及时逃生会发生溺水，有生命危险。

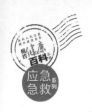

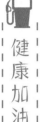

健康加油站

关键词

原生灾害

次生灾害

如何判断机动车能否通过积水区域

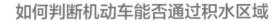

可以通过观察相同类型的机动车通过积水区域的情况来进行判断。对于燃油机动车，如果积水的深度超过排气管的高度或者超过车轮高度的一半，则不应尝试通行。对于纯电动机动车，需要参考说明书标注的车辆涉水深度。如果无法准确判断积水深度，应该尝试绕行或原路返回，必要的时候弃车离开，切勿冒险强行通过。

（郑　康　周飞虎）

30. 为什么**洪涝灾害**会**引发其他自然灾害**

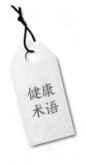

健康术语

次生灾害：是由原生灾害所诱发的灾害。许多自然灾害，特别是等级高、强度大的自然灾害发生以后，常常诱发一连串的其他灾害，这种现象叫灾害链。灾害链中最早发生、起作用的灾害称为原生灾害，由原生灾害所诱发出来的灾害，称为次生灾害。

在洪涝灾害之后发生的与洪涝灾害相关的一系列其他灾害，称为洪涝灾害的次生灾害。次生灾害与洪涝灾害的规模、程度、历时、损坏与影响等因素有密切关系。强度大、灾情重的洪涝灾害诱发的一系列次生灾害也更严重，有时造成的破坏和损失比原生灾害更为严重。

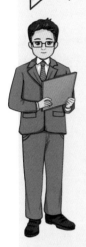

洪涝引发的次生灾害有哪些危害

（1）气象灾害：洪涝灾害后可能伴随台风、寒潮等气象灾害，进一步加重受灾地区的损失，还会影响灾后的救援和重建工作。

（2）地质灾害：洪水会引发山体滑坡、泥石流、地面塌陷等地质灾害，严重威胁山区居民的生命和财产安全。

（3）疾病流行：由于水源受到污染、气候潮湿、病媒生物（如鼠类、蚊蝇等）的滋生，容易引发传染病等疾病的流行。

（4）生命线工程（即维持居民日常生活必不可少的电力、燃气、自来水的供给系统，广义上还包括交通、通信、情报等系统）被破坏，导致居民生活困难。

（5）易燃易爆、危险品和有毒物品接触水后可能发生燃烧、爆炸等，有毒物质经过空气、水等向周边地区扩散，都会对居民的生命造成威胁。

（郑　康　周飞虎）

31. 洪涝灾害后，
为什么要**警惕鼠患**

关键词

鼠患　传染病

洪涝灾害发生后原有的生态环境被破坏，容易造成病媒生物密度的骤然变化。洪涝灾害后鼠洞被淹没，大多数老鼠因为具有良好的游泳能力而存活下来，存活下来的老鼠会向周边地势较高的人群活动和生活的区域迁徙。

专家说

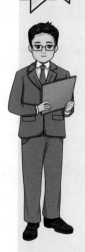

洪涝灾害后为什么要防鼠

老鼠是一种重要的病媒生物，能够通过直接（咬伤、抓伤、粪便、尿液等）或间接（老鼠体外寄生的革螨、恙螨、跳蚤等虫类）的方式传播多种疾病，其中最常见和最危险的包括流行性出血热、钩端螺旋体病、鼠疫、炭疽、布鲁氏菌病等。伴随着迁徙老鼠密度的增加，其与人群接触的机会也大大增加，容易造成各种传染病的暴发流行，因此洪涝灾害后做好防鼠工作十分重要。

洪涝灾害后应该如何防鼠

洪涝灾害发生后封堵好连接室内外的各类孔洞是防止老鼠进入居住地室内的重要措施。同时统一开展药物灭鼠工作，有效降低老鼠密度。老鼠的体表有跳蚤和螨虫等寄生虫，如果发现周围环境有死亡的老鼠时，需要先对老鼠尸体及周边喷洒杀虫剂进行杀虫后再处理，避免徒手直接接触老鼠尸体。老鼠尸体要及时掩埋或焚烧，掩埋地点应远离居住地和水源，距离应超过 50 米，挖 2 米以上深度的坑，掩埋压实。

（郑　康　周飞虎）

五

海啸

32. 海啸对人类健康有哪些影响

海啸是一种具有强大破坏力、灾难性的海浪，通常由海底地震、火山爆发或海底滑坡等引发，属于一种相对少见的自然灾害。海啸的特点在于其突发性和难以预测性，往往在人们毫无防备的情况下突然袭来，让人措手不及。海啸对人类的健康影响是多方面的，包括直接的物理冲击、公共卫生问题和心理问题。不仅会对人们的生命安全构成严重威胁，还会造成巨大的财产损失。

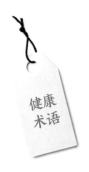

健康术语

创伤后应激障碍： 是指个体在经历或目睹突发性、威胁性或灾难性生活事件后，出现延迟且长期持续存在的精神障碍。这种障碍是对异乎寻常的威胁性、灾难性事件的延迟和／或持久的反应，其应激源往往具有异常惊恐或灾难性质，可能导致患者深度的悲伤或忧伤。

专家说

海啸对人类造成的健康影响具体有哪些

首先，海啸会造成直接的身体伤害，甚至死亡。当海啸来临时，巨浪呼啸，海水陡涨，形似水墙一般冲向陆地，其力量是常规海浪的数千倍。这样的力量可以轻易摧毁建筑物、道路和其他基础设施，导致人

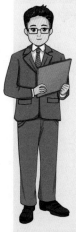

们被埋压、撞击或溺水。海啸还能挟带重达数吨的岩石及船只、废墟等杂物，向内陆扫荡数千米，对人们的生命安全构成严重威胁。

其次，海啸可能带来间接的健康问题。海啸过后，环境可能遭受严重破坏，水源和食物供应可能受到污染。这可能导致水源性疾病（如腹泻）和食物中毒等健康问题。此外，失去住所的人们可能暴露在恶劣的环境中，增加患病风险。

再次，海啸还可能引发心理健康问题。海啸过后，许多受灾者可能会面临创伤后应激障碍、抑郁症和焦虑症等心理问题。他们可能经常在梦中惊醒，梦到与海啸有关的恐怖场景，对普通声响也会感到心跳加速和过度警觉。这些心理问题不仅影响他们的日常生活和工作能力，还可能影响他们的人际关系和家庭关系。

最后，海啸还会对社会整体健康水平产生影响。由于大量人员伤亡和财产损失，医疗资源可能变得紧张，医疗服务可能受到严重影响。这可能导致一些常见疾病的诊断和治疗被延误，进而影响人们的健康状况。

（樊毫军　曹春霞）

33. 发现海啸征兆时，应该如何应对

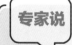

海啸在登陆之前，确实会有一系列前兆现象。身处海边的人员，应当时刻保持警惕，一旦发现这些征兆，应迅速采取科学有效的措施来避免可能造成的伤害。

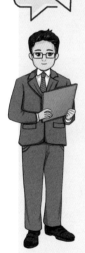

专家说

海啸发生的前兆有哪些

（1）地震：地震是海啸的最明显前兆。沿海地区一旦发生地震，特别是强烈地震，应高度警惕海啸的可能。

（2）潮汐异常涨落：如果发现潮汐突然反常涨落，海平面显著下降或有巨浪袭来，应立刻警惕海啸可能即将来临。

（3）海水异常：海上出现泡沫；或海水突然变热；或离海岸不远的浅海区，海面突然变成白色，其前方出现一道长长的明亮的水墙；位于浅海区的船只突然剧烈地上下颠簸，都可能是海啸即将来临的征兆。

（4）动物行为异常：深海鱼浮到海滩，地面上的动物逃往高地、恐惧海岸、聚集成群或进入建筑物中，这些都可能是海啸即将发生的信号。

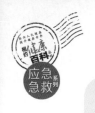

（5）巨大声响：突然从海上传来异常的巨大响声，在夜间尤为让人警觉。

发现海啸的前兆后该怎么办

（1）尽快撤离：不要犹豫，立即向内陆地势较高的地方撤离。避免靠近海边、江河的入海口，因为这些是海啸冲击最为严重的地方。

（2）听从指示：关注当地政府发布的海啸警报和指示，按照指示行动。海啸警报通常通过电视、广播、手机等渠道发布，应时刻保持对这些信息来源的关注。

（3）准备急救包：确保自己有一个急救包，里面包含足够72小时用的药物、饮用水和其他必需品。在海啸等紧急情况下，这些物品可能至关重要。

（4）避免捡拾海物：海啸前海水异常退去时，可能会把鱼虾等海洋生物留在浅滩。此时千万不要前去捡拾或看热闹，应当迅速离开海岸，向内陆高处转移。

（樊毫军　曹春霞）

34. 接收到**海啸预警**时，应该**迅速采取哪些行动**

关键词

预警系统 海啸信息 海啸警报

人类不能控制海啸的发生，但是可以在海底地震发生后及时预警海啸的发生，迅速组织群众疏散撤离，从而预防和减轻海啸的危害。

专家说 **什么是海啸预警**

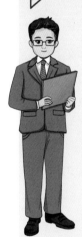

海啸预警是通过整合地震和水位观测网，利用海啸预报方法形成的一套系统，旨在及时监测海啸、分析判定其影响范围和危险等级，并具备海啸预警产品发布的能力。

海啸预警的发布是根据地震参数测定结果和海啸波幅预报结论来决定的。如果预计地震事件不会产生海啸或不会对我国沿岸造成重要影响，则发布海啸信息；如果预计地震事件会对我国沿岸造成重要影响，则发布海啸警报。海啸警报按照沿岸最大海啸波幅预报结果和可能造成的灾害性影响，分为黄色、橙色和红色三级。

公众和相关机构应保持关注政府或专业机构发布的信息，一旦接收到海啸预警，应立即采取适当的避险措施，如远离海岸线、前往高地等，以确保自身安全。

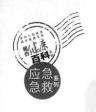

接到海啸预警时，应该怎么办

接到海啸预警时，应该迅速、冷静地采取一系列行动来确保自身安全。

首先，要尽可能快地离开低洼海岸地区，因为海啸可能会迅速到来并淹没这些区域。前往内陆或地势较高的地方，如山坡或坚固的高层建筑，这些地方相对更安全。

其次，避免靠近任何可能因海啸而受到影响的水域，包括海港、河流入海口等。海啸的巨大波浪和涌流可能对这些区域造成严重的破坏。

再次，要关注官方发布的海啸预警信息和指示，这些信息通常会通过电视、广播、手机等渠道进行发布。遵循官方指示，不要轻信非官方或未经证实的信息，以免被误导或造成不必要的恐慌。在避难过程中，尽量避免使用交通工具。还要做好应急准备，携带必要的急救包、食品、饮用水等物品。

最后，要注意保持冷静和耐心，海啸可能会持续一段时间，并可能伴随着多次余震和波浪。在官方宣布海啸警报解除之前，不要尝试返回低洼地区或靠近水域。

（樊毫军　李　悦）

35. 前往海啸灾害风险高的地区，需要做哪些应急准备工作

海啸灾害风险高的地区主要指那些可能受到海啸波影响的地区。这些区域通常靠近海洋，特别是那些位于地震活跃带或具有特定地质构造的地区，这些地质构造可能导致海啸的发生。在这些地区的人们应加强防范意识，掌握应对海啸的基本知识和技能，确保自身安全。

当前往海啸灾害风险高的地区时，应该做哪些应急准备工作

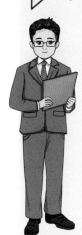

当前往海啸风险区时，防范工作至关重要，以下是一些关键的注意事项。

（1）了解并评估风险：在计划前往海啸风险区之前，应详细研究目的地的海啸历史、地质构造以及潜在的海啸源。了解这些风险有助于我们作出明智的决策，并准备相应的防范措施。

（2）关注官方预警系统：海啸风险区通常设有专门的预警系统，用于监测海啸的发生并及时发布警报。

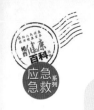

在前往这些地区时，务必关注当地的官方预警系统，包括电视、广播、手机应用等，以便及时获取最新信息。

（3）制订应急计划：在前往海啸风险区之前，应制订详细的应急计划，包括疏散路线、紧急联系方式等。与家人或旅行伙伴讨论并熟悉这些计划，以便在紧急情况下能够迅速采取行动。

（4）在风险区活动期间，保持警惕并遵循现场疏散指示：注意观察周围环境的变化，如海水异常退潮、地面震动等。一旦接收到海啸预警或观察到相关征兆，应立即遵循现场的疏散指示，迅速撤离至安全地带。

（5）准备必要的生存装备和急救用品：在前往海啸风险区时，携带必要的生存装备，如手电筒、备用电源、急救包等。这些物品在紧急情况下可能会提供关键的帮助。

总之，当前往海啸风险区时，务必保持高度警惕并遵循相关防范措施。通过了解风险、关注预警系统、选择合适的住宿地点、制订应急计划，以及准备必要的装备和用品，可以最大程度地减少海啸带来的潜在危害。

（樊毫军　李　悦）

36. 海啸发生时，
应该如何自救

海啸发生时掀起的狂涛骇浪，可形成高达十多米至几十米的"水墙"，并快速向岸边推进。海啸到达岸边，"水墙"就会以摧枯拉朽之势冲上陆地，同时还能挟着重达数吨的岩石及船只、废墟等杂物，向内陆扫荡数千米，甚至会沿着入海的河流逆流而上，沿河地势低洼的地区会被吞噬，给人类的生命和财产造成严重的危害。面对如此突如其来的海洋灾害，要保持镇定，科学逃生是首要任务。

发生海啸时，应该如何自救

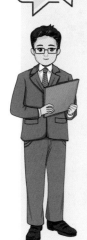

（1）尽快向高地转移：海啸通常伴随着巨浪和涌流，因此首要任务是尽快离开海滩和低洼地区，前往高地或坚固的建筑物。避免靠近河流的入海口，因为海啸的巨浪可能会导致河水倒流。

（2）避免涉水：千万不要尝试在海啸期间游泳或涉水逃生。海水中的涌流和暗流可能非常危险，而且海啸的波浪可能会比看起来更大。

（3）寻找稳固的避难所：如果你当时正在海岸边，应该立即远离江河、海边的入海口，迅速往附近的高地或是其他安全的地方躲避。如果无法迅速转移到高

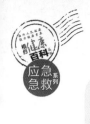

地，寻找一个坚固的建筑物或其他避难所，并远离窗户、玻璃和其他可能破裂的物体。尽量躲避到结实的桌子或柱子下面，用厚重的物体保护头部。

（4）航行在海上的船不可回港或靠岸：发生海啸时，航行在海上的船只不可以回港或靠岸，因为海啸在海港中造成的落差和湍流非常危险。应该立刻驶向深海区，深海区相对于海岸更为安全。如果船只停留在海港，而且没有时间开出海港，那么所有人都要从停泊在海港里的船只中撤离。在海啸警报解除以前，千万不要靠近海岸。

（樊毫军　李　悦）

37. 海啸来临时，被卷进海水里怎么办

海啸带来的巨浪冲击力巨大且能量惊人，海浪打在人身上会产生剧痛，若因疼痛松开抓住的物体，则会被海浪迅速卷走。不幸被海浪卷入海中，需要保持冷静，尽量放松，努力使自己漂浮在海面。

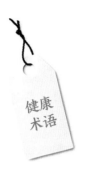

电解质紊乱： 电解质主要包括钾、钠、钙、镁、磷等阳离子，以及氯、碳酸氢根、硫酸根等阴离子，当其中某个或多个离子的数值不在正常范围内，称为电解质紊乱。轻度电解质紊乱多容易纠正，如出现重症电解质紊乱，极易出现心、脑功能受损，严重的可导致心律失常，继而危及生命。

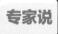

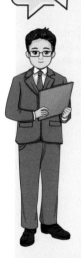

如果不幸被卷进海水中，如何自救

若不慎被海浪卷入海中，一定要保持沉着冷静，观察周围环境后，在水中寻找到一些可以帮助漂浮的物体，避免与其他硬物碰撞，尽可能降低受伤的风险；尽可能不要游泳、不要举手、不要挣扎，能浮在海面即可；不要喝海水，海水浓度高于细胞液浓度，喝下后组织液浓度变高，细胞便因渗透作用而大量失水，所以喝海水不仅不能解渴，甚至还会产生胃肠道刺激、造成脱水和电解质紊乱等；减少动作、保持一定的体能，以防止体内热量过快散失；同时尽可能向其他落水者靠拢，目标大比较容易被发现。

如果不幸被卷进海水中，之后又回到岸上，如何互救

若有人不慎被海浪卷入海中，随着水体的运动，是有可能被海浪带回岸上的。被海浪带回岸上的人们，极有可能遭受了不同程度的溺水，而在这样的紧急关头，互救得当非常重要。海啸救

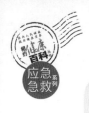

关键词

伤口　海水浸泡　处理

援时要注意，若海水温度偏低，切记不要轻易脱掉衣服。要本着先救老幼妇女及重伤员的原则，并在现场采取正确的医疗急救措施。如果溺水者只是受了轻伤，只需采取止血、包扎、固定等简捷的医疗救助；假若溺水者已经出现心跳、呼吸停止等症状，则应立刻采取现场口对口人工呼吸或心肺复苏的医疗急救措施；如果伤势较重，则要紧急送往医院救治。

（樊毫军　李　悦）

38. 伤口长期浸泡在海水中，会有什么后果

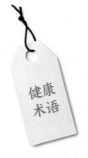

健康术语

溃疡： 皮肤或黏膜表面组织的局限性缺损、溃烂。

生理盐水可以用来冲洗伤口，但海水的含盐浓度高于生理盐水，并且海水中含有细菌或其他污染物，可能会导致伤口表面细胞脱水死亡、感染。

专家说

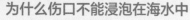
为什么伤口不能浸泡在海水中

伤口浸泡在海水中，可能会出现疼痛、肿胀、化脓等症状，导致伤情加重。

（1）疼痛：海水里面含有大量盐分，会吸走伤口上细胞的水分，从而导致伤口表面的细胞死亡，浸泡伤口部位后会对周围的软组织造成不同程度刺激，引起疼痛症状明显加重。

（2）肿胀：较高的盐度能够杀死某些类型的细菌，但要注意在海水中会有其他的耐盐微生物，许多细菌都有极高的耐盐性，能在高盐环境中生长，如金黄色葡萄球菌、副溶血性弧菌等。海水中的细菌直接入侵损伤的组织，在损伤的组织当中大量繁殖，引起组织液增多，造成伤口部位肿胀。甚至伤口长时间浸泡在海水中时，引起的皮肤感染会导致身体出现大面积的水疱，以及深层皮肤和肌肉感染。

（3）化脓：高浓度的海水会对伤口部位的皮肤组织造成刺激，引起伤口组织溃疡，导致伤口部位有较多的脓性液体渗出，伤口愈合困难。

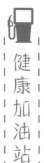
健康加油站

伤口被海水浸泡后该如何处理

经长时间海水浸泡的伤口，需要尽快使用生理盐水冲洗，之后用碘伏进行消毒并包扎；如伤口周围组织发生明显坏死，需由医生进行清创处理，去掉坏死

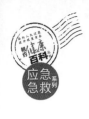

的组织；如伤口处有脓性分泌物渗出时，须遵医嘱涂抹抗生素软膏。

（樊毫军　李　悦）

39. **海啸灾害发生**时，应**如何互救**

海啸往往伴随着巨大的海浪和强烈的冲击力，能够造成广泛的破坏和人员伤亡。在这种情况下，很多人可能会被困、受伤或失去行动能力。已经脱险的人开展互救，能够主动寻找和帮助那些需要帮助的人，从而减轻灾害带来的损失。

专家说　**海啸灾害互救时应注意什么**

（1）尽快寻找并帮助受伤者：海啸过后，应尽快在周围寻找受伤或被困的人。对于发现的受伤者，首先要确保自己的安全，然后再进行救助。

（2）给予基本急救：对受伤者进行初步检查，看看是否有出血、骨折或其他严重伤害。如果有出血，应尽量用干净的布或衣物进行压迫止血。对于骨折或

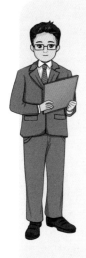

其他疑似伤害，应尽量避免移动受伤部位，等待专业救援人员到来。

（3）保持受伤者体温：海啸后环境可能变得湿冷，要注意给受伤者保暖，可以用毯子或衣物包裹他们，防止体温过低。

（4）提供心理支持：海啸灾害往往带来巨大的心理冲击，对于受伤者和幸存者来说，提供心理支持非常重要。可以安慰他们，告诉他们救援正在进行，帮助他们保持冷静和信心。

（5）及时向救援人员报告：在救助过程中，如果发现需要专业医疗救助的伤者，或者发现有其他重要情况，应及时报告给救援人员，以便他们尽快采取行动。

（6）确保自身安全：在互救过程中，一定要确保自己的安全。海啸后可能还有余震或其他危险，因此在救助他人之前，要先确保自己处于安全的环境中。

在实际情况中，应根据具体情况采取相应的行动。同时，应尽快与官方救援机构取得联系，以便得到更专业的指导和帮助。

（樊毫军　李　悦）

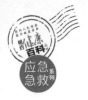

40. 海啸灾害发生时，医学救援包括哪些阶段

海啸
医学救援
准备 重建

海啸是给人类造成巨大灾难的自然灾害，海水退去后救援行动可在受灾中心区域迅速开展。与地震灾害相似，海啸的救援工作可以划分为预警与准备、应急救援、转移与安置和灾后恢复与重建四个阶段。

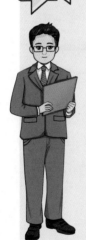

海啸灾害应急医学救援包括哪些阶段

（1）预警与准备阶段：此阶段主要是通过电视、广播、社交媒体等渠道及时发布海啸预警信息，提醒居民迅速采取行动。同时，政府会组织专业的救援队伍做好救援准备，包括准备必要的救援物资和设备，制订救援计划和策略等。

（2）应急救援阶段：当海啸灾害发生时，应急救援队伍会立即展开行动。他们会在灾害现场进行勘查和救援，包括搜救失踪人员、救治伤员、疏散和安置受灾群众等。此外，还需要确保救援过程中的安全，避免次生灾害的发生。

（3）转移与安置阶段：根据预警信息，组织受影响区域的群众进行转移疏散，确保他们的生命安全。

转移疏散的范围通常包括沿海低洼地区、岛屿、码头、旅游景点等。在安置阶段，会为受灾群众提供安全的避难所和必要的生活物资，确保他们的基本生活需求得到满足。

（4）灾后恢复与重建阶段：在灾害过后，需要对受灾地区进行灾后评估，统计人员伤亡和财产损失情况。然后，根据评估结果制定恢复重建规划，安排恢复重建项目和资金。这一阶段的目标是使受灾地区尽快恢复正常的生活和生产秩序。

这些阶段并不是孤立的，而是相互关联、相互影响的。在实际救援过程中，需要根据灾害的具体情况和发展态势，灵活调整救援策略和措施，确保救援工作的有效性和高效性。

（樊毫军　李　悦）

六

台风

41. **台风**会造成哪些 **健康危害**

台风是世界上最严重的自然灾害之一，也是我国东南沿海夏秋季常见的灾害性天气现象，常伴随着大风和暴雨天气，同时可能会造成洪涝、泥石流、风暴潮等，对人类生命健康构成严重威胁。

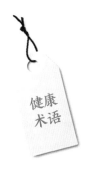

自然疫源性疾病：若干种动物源性传染病（动物作为传染源的疾病），如鼠疫、钩端螺旋体病等，经常存在于某地区，是由于该地区具有该病的动物传染源、传播媒介及病原体在动物间传播的自然条件，当人类进入这种地区时可被感染得病，这些地区被称为自然疫源地，这些疾病被称为自然疫源性疾病。

台风的健康危害有哪些

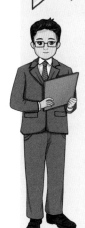

首先，由于台风造成的建筑物倒塌、树木折断、车辆被淹等，可能造成人员的扭伤、挫伤、骨折、挤压伤等直接伤害。

其次，台风可能带来大量的降水，造成局部积水、内涝等，导致传染病流行、食品污染、媒介生物滋生等次生灾害的发生。

最后，台风还可能引发某些特定的健康问题。如台风后期的闷热天气可能会导致中暑和热射病等疾病的发生。

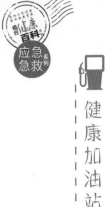

台风具体的潜在危害

（1）传染病流行：台风天自然环境较差，易造成霍乱、伤寒、痢疾和甲型肝炎等肠道传染病的高发；老鼠等啮齿类动物迁移，引起钩端螺旋体病、流行性出血热等自然疫源性疾病的流行；因防汛抢险、堵口复堤等抗洪工作与疫水接触，常暴发急性血吸虫病等。

（2）食品污染：台风灾害期间，食品在生产、运输、储存环节，易受潮、受污染，微生物侵袭机会增加，发生霉烂、腐败和变质。

（3）媒介生物滋生：一是蚊虫滋生。洪水退去后残留的积水坑洼增多，使蚊类滋生场所增加，被蚊虫叮咬的机会增加，易出现蚊媒传染病。二是蝇类滋生。在台风灾害期间，粪便、垃圾不能及时清运，生活环境恶化，为蝇类提供了良好的繁殖场所，蝇媒传染病发生的可能性很大。三是鼠类接触增多。台风期间，鼠群会往高地迁移，家鼠、野鼠混杂接触，有可能造成鼠源性疾病的暴发和流行。

（曹春霞 樊毫军）

42. **防御台风**需做哪些**准备**

2023年9月7日，国家标准《公众气象灾害防御行为指南 台风》（GB/T 43237—2023）正式发布实施，标准提供了公众防御台风灾害的总体原则和应对台风灾前、灾中及灾后三个阶段的行为建议。至此，公众如何正确且规范地防御台风，有了国家标准。

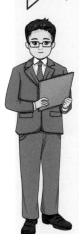

专家说

防御台风需做哪些准备

（1）了解当地灾备相关重要信息及其获取途径：如台风灾害风险等级，台风预警信号的含义及获取途径，所在地区或场所的台风防灾计划，不同等级台风可能造成的影响等。

（2）制订以家庭为单位的应灾自救方案：如绘制附近的避灾场所和转移路线图，为每个家人制作联络卡，学习急救知识，熟记紧急救援电话，为家中宠物做好避灾准备等。

（3）按需配备应急用品：注意定期检查和更新用品，应急包要方便拿取，并确保所有家人都知道存放位置。

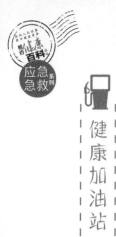

台风防御应急用品建议清单中有哪些物品

（1）食物：高脂肪、淀粉和糖类等不易腐坏变质的食物，包括巧克力、各类坚果、压缩饼干、能量棒、开罐即食肉罐头等，可除去外包装保留真空包装，以减少体积。

（2）水：瓶装水，按每人每天至少 2 000 毫升的标准准备，另外准备净水消毒片，以备不时之需。

（3）药品：包括抗感染、抗病毒、抗腹泻类药品，创可贴、酒精消毒片、纱布、碘伏棉棒、弹性绷带、医用胶布、医用口罩等医用材料，和急救指导手册一并装入急救箱。

（4）生活用品：湿纸巾、肥皂、清洁剂、卫生纸、垃圾袋、雨衣、防尘口罩、防滑手套、防灾头巾、保暖毯、备用衣物、适合走路的鞋子等。

（5）救灾用品：收音机以及备用电池、手电筒和备用电池、手机和充电器、定期充电的充电宝或手摇式充电宝、救生哨、逃生绳、多功能剪刀、开罐器、防水火柴和急救蜡烛等。

（6）其他用品：身份证、银行卡、现金等随身财物，家庭联络卡，根据家庭成员的特别需求，准备备用眼镜、婴儿用品等其他必要的物品。

（曹春霞　樊毫军）

43. 为什么**台风天气尽量不要外出**

台风来临时，大风、暴雨等也会随之到来，给人们的生活和出行带来很大的不便，在台风天气下，非必要应该不外出，以防发生交通事故、被砸、被压、触电等意外。

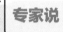 **专家说**

为什么遇到台风天气尽量不要外出

台风会带来大风、暴雨等天气，这可能会影响视线，导致行走或驾驶困难，增加发生意外的可能性；大风还可能造成高空坠物，容易发生大型广告牌掉落、树木被刮倒、电线杆倒地等意外事件，如果外出可能被砸、被压甚至触电；暴雨可能会导致路面出现积水、地滑等情况，这会对行走或驾驶安全造成影响，引发意外事故。因此，在台风天，特别是风力和雨势较大的时候，最好待在室内，避免外出，以确保自身安全。

健康加油站

如果必须外出要注意哪些问题

在台风天气下，最好尽量减少外出次数，特别是避免前往户外活动场所或容易受到台风影响的地方。如果必须外出，应在外出前及时关注天气预报，了解

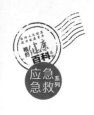

台风的路径、强度和可能带来的影响并合理安排外出时间和路线，最大限度保护自身安全。还应注意以下方面。

（1）选择合适的交通工具：台风天气下，风力较大，交通状况可能会受到影响。如果需要外出，应选择安全稳定的交通工具，如地铁、公交车等，避免选择自行车、摩托车等容易受风力影响的交通工具。

（2）注意行车安全：如果必须开车外出，应尽量选择大路及环线公路的主路，避开地道桥、泥泞低洼处。出门前，先检查汽车发动机盖、车门封闭情况，雨刮器、制动器等；开车时要谨慎驾驶，遵守交通规则，保持车速适中，保持安全距离，避免急转弯等，防止因为道路湿滑、能见度低而发生交通事故。

（3）步行尽量不涉水：若下雨时在外面，应待在安全位置，尽量不涉水；若暴雨伴随雷电时，应该关闭手机；选择合适路线，远离不牢固墙面，与高层建筑保持一定距离，避开广告牌、玻璃、花盆等可能的高处坠落物；不与路灯杆、信号灯、落地广告牌等金属部分接触，防止触电。

（4）做好防护措施：在台风天气下外出，可能会遇到强风和暴雨，要做好个人防护措施。带好雨具，如雨伞、雨衣等，以防阵雨突然袭来；若必须开车外出，车内请准备应急物资，包括安全锤、手电、车载手机充电器等。

（5）关注周围环境：在外出时，要时刻关注周围环境的变化。特别是在靠海或河边等容易受到台风影响的地方，要注意观察海水或河水的变化，避免遭遇海浪冲击或水位上涨造成的危险。

（6）避免过度疲劳：在台风天气下外出，可能会面临各种困难和不便，容易导致情绪紧张和身体疲劳。因此，外出时要注意休息，避免过度劳累，保持良好的体力和精神状态。

（曹春霞　樊毫军）

44. 针对**台风蓝色预警**的 **应对措施**

台风灾中防御包括台风蓝色、黄色、橙色、红色四种级别预警信号所对应的公众在保护生命、财产、公共安全等方面可采取的科学适当的应对措施。针对台风蓝色预警，此时为台风Ⅳ级，进入台风戒备状态，需随时关注台风最新消息和政府及有关部门发布的防御台风通知。

专家说

五类人群应采取哪些防御措施

（1）水上人员：尽快至安全处避险。

（2）居家人员：清理室外（如阳台、露台、庭院）

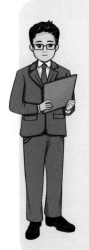

的搁置物或悬挂物，疏通被堵塞的排水沟、排水管，关好门窗，将易进水房屋内的物品放置到较高地方。

（3）未成年人及在高校学生：不宜进行室外活动。

（4）户外作业人员：进行安全隐患排查，采取防风防雨措施。

（5）户外休闲旅游人员：不宜继续或参加水上娱乐、体育赛事等活动。

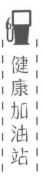

台风预警有几级，每一级都代表什么

根据台风威胁和严重程度，将台风预警等级分Ⅳ、Ⅲ、Ⅱ、Ⅰ四级标准，预警信号颜色依次为蓝色、黄色、橙色和红色，分别代表一般、较重、严重和特别严重。除了国家统一规定的四种颜色的台风预警之外，白色预警是广东等地区特有的预警标示。广东省气象局规定，除国家统一规定的四色预警之外，延续使用原有的白色预警，白色预警为戒备信号，表示 48 小时内可能受热带气旋影响。

不同的地区对台风预警信号的称呼也有所不同，例如港澳地区就把台风预警信号叫作"风球"。对此，香港天文台曾作出了比较详细的解释：在港澳地区，预警信号强度在过去几十年内用 1~10 不等的数字表示，并惯称作"风球"。香港台风预警信号分为台风

一、三、八、九、十号风球：一号（戒备信号）表示距香港 800 公里范围内有台风活动，未来可能影响香港，提醒市民关注；三号风球出现时，教育局会要求幼儿园等机构停课，这是香港最常见的预警信号；如遇八号或以上风球，表示香港境内学校停课、大部分行业停工。

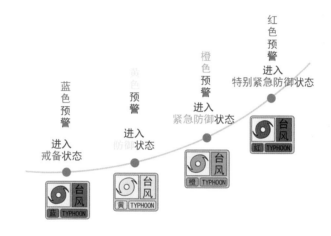

（曹春霞　苑金悦）

45. 针对**台风黄色预警**的**应对措施**

台风黄色预警，此时为台风Ⅲ级，进入台风防御状态，需密切关注台风最新消息和政府及有关部门发布的防御台风通知。

七类人群应采取哪些防御措施

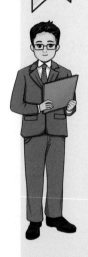

（1）居家人员：检查房屋安全状况和房前屋后排水情况，若房屋存在安全隐患的，抓紧转移人员和财物，保持手机畅通。

（2）未成年人及在高校学生：听从学校安排，上学、放学途中避开河边、山边、低洼积水处等危险区域，尽快到校或回家，并与学校老师和家长取得联系。

（3）机关、企事业单位职工：听从单位安排，上下班途中避开低洼积水处、下沉式立交桥以及河边、山边等危险区域，尽快到单位或回家，并与单位保持联系。

（4）户外作业人员：除抗台应急等特殊作业外，停止其他户外作业，水上人员上岸。

（5）户外休闲旅游人员：关注天气和路况，取消或调整旅行计划，尽量避开台风影响区域，若已处在台风影响区域的游客尽快返回或到附近避灾场所避险。

（6）处于危险区域人员：关注上游水库泄洪、河道行洪和险情通告，若有险情，尽快撤离到安全区域。

（7）其他户外人员：远离库边、河边、山边和低洼积水处，危房、高空设施、电力设施、下沉式立交桥等危险地带。

（曹春霞　苑金悦）

46. 针对**台风橙色预警**的 应对措施

台风橙色预警，此时为台风Ⅱ级，进入台风紧急防御状态，应密切关注台风最新消息和政府及有关部门发布的防御台风通知。

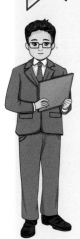

七类人群应采取哪些防御措施

（1）居家人员：不宜外出，立即切断室外用电设备电源和不必要的家用电器电源，关注住所安全状况，留意房屋周边可能出现的异常情况，如有险情，抓紧转移人员和财物。

（2）未成年人及在高校学生：留意学校停课通知，一旦接到学校停课通知，留在家里或学校避险，并与学校老师和家长保持联系。

（3）机关、企事业单位职工：根据单位安排，投入抗台抢险工作或迅速应急避险，在家里或在外地的与单位保持联系。

（4）户外作业人员：除抗台应急等特殊作业外，停止其他户外作业。

（5）户外休闲旅游人员：尽快到附近相对安全的建筑物内避险。

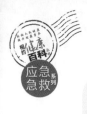

　　（6）处于危险区域人员：在危房、工棚、临时搭建物、山洪与地质灾害隐患点等危险地带的人员立即转移到避灾场所或安全地带，处于易进水的地下车库、商场、仓库等可能受淹区域的人员、车辆、货物及时转移避险。

　　（7）其他户外人员：就近避险，不宜随意外出。

（曹春霞　苑金悦）

47. 针对**台风红色预警**的**应对措施**

　　台风红色预警，此时为台风Ⅰ级，进入台风特别紧急防御状态，应密切关注台风最新消息和政府及有关部门发布的防御台风通知。

专家说

七类人群应采取哪些防御措施

　　（1）居家人员：在预警未解除前，留守在家里，尽量不使用家用电器，关注住所安全状况，如有险情，可立即向有关部门报告求助或拨打救援电话，听从并配合抢险人员救助，迅速转移避险。

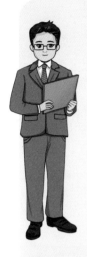

（2）未成年人及在高校学生：在预警未解除前，留守在家里或学校里。

（3）机关、企事业单位职工：除应急抢险人员外，其他人员就近避险。

（4）户外作业人员：迅速就近避险。

（5）户外休闲旅游人员：迅速就近避险。

（6）处于危险区域人员：迅速就近避险。

（7）处于避灾场所人员：服从避灾场所管理人员管理，在预警未解除前，不宜离开。

（曹春霞　苑金悦）

48. 台风天气不慎滑倒摔伤该怎么办

遇到台风天气，如果因为道路湿滑、不平或存在障碍物等原因不慎滑倒摔伤，要根据自身情况和所处环境，采取相应的措施进行自救。

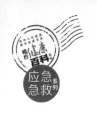

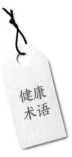

闭合性软组织损伤：是指局部皮肤或黏膜完整，无裂口与外界相通，损伤时的出血积聚在组织内，常见的有挫伤、肌肉拉伤、关节韧带拉伤等。

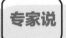

遇到台风天气，不慎滑倒摔伤该怎么办

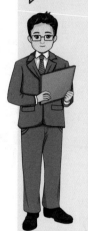

滑倒摔伤通常会造成闭合性软组织损伤或开放性软组织损伤。

如果是闭合性软组织损伤，可以采取以下措施：首先，进行冷敷。有冰袋时，可以用干净的毛巾包裹冰袋敷在受伤部位；没有冰袋时，可以用冷水浸透毛巾，把湿毛巾放在受伤部位，大约2分钟更换一次；没有条件的情况下，可以用干净的冷水冲淋受伤部位。然后，实施包扎。可先用干净的毛巾、棉花或其他布料覆盖在受伤部位，用绷带或其他布条等进行缠绕包扎。最后，抬高受伤部位。上肢受伤，可以把手臂放在胸前，用布条等绕过手臂和脖子，把上肢吊起来；下肢受伤，可以在脚下垫上枕头等物体，抬高下肢。

如果是开放性软组织损伤，碎玻璃、尖锐的树枝、尖锐的金属制品（比如铁钉、铁片）等可能会擦破、划伤皮肤，当损伤皮肤深部血管的时候，就会造成出血。伤口出血，需要尽快止血。很小的出血伤口，可以用清洁之后的手指，或者戴上无菌手套之后，按压受伤部位进行止血；较大的伤口，可以用纱布、干净的毛巾、衣物等，按压受伤部位进行止血。

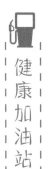
健康加油站

在室外摔倒时，该怎么办

在室外环境中滑倒摔伤，如果发现自己身体没有问题，可以尝试站起来，先转移到安全的地方，然后减少活动以防损伤加重；如果感觉体力不支或受伤疼痛无法支撑自己站起来，请尝试保持一个比较舒适的体位，然后拨打电话、高声呼救或屈膝翻身、爬行去寻求帮助。

（曹春霞　苑金悦）

49. 台风后为什么要及时清理环境

台风过后，受灾地区往往出现道路堵塞、大量垃圾堆积、积水等问题，这些不仅造成了出行困难、环境污染，而且台风导致的洪水和积水容易滋生各类病菌和病媒微生物，甚至造成传染病流行。因此，及时清理环境对恢复受灾地区社会秩序、改善受灾地区环境和预防传

染病的传播有重要意义。

台风过后，为什么要及时清理环境

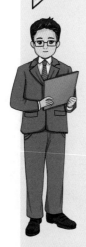

　　台风带来的洪水会造成厕所、阴沟、畜圈被淹，粪便污水溢流，细菌、病毒等病原体四处扩散，饮用水源遭受严重污染，食品受淹后发霉变质；灾后环境恶化，有利于鼠、蚊、蝇大量滋生等。台风过后，及时清理环境可以防止传染病的传播。首先，预防肠道传染病，如霍乱、伤寒、甲型病毒性肝炎、痢疾等；其次，自然疫源性疾病也是台风过后容易发生的，如钩端螺旋体病、流行性出血热、乙型脑炎、登革热等。尽早开展清理垃圾、环境消毒、杀虫等工作，可以有效预防传染病的传播，保护人们的健康，提高受灾地区环境质量，同时为人们提供一个干净、舒适的生活环境。

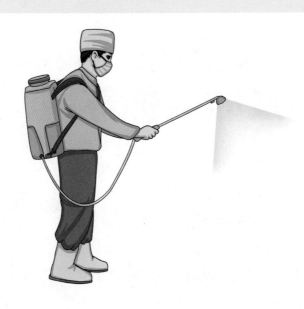

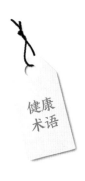

肠道传染病：是一组经消化道传播的疾病，病原体经污染的水、食物、手或苍蝇、蟑螂等媒介由口腔进入消化道而发病。常见的肠道传染病有霍乱、伤寒与副伤寒、细菌性痢疾、感染性腹泻及病毒性肝炎等。

（曹春霞　苑金悦）

关键词

台风　应急救援　救援人员

50. 为什么台风救援突发状况多且处置危险性高

　　台风经常带来巨大的破坏和人员伤亡，在台风的袭击下，应急救援成为社会的一项重要任务。台风过境时的应急救援任务包括快速响应和组织、灾情评估、水上抢险、地面救援以及灾后重建等多个环节，应急救援团队快速、准确、有效开展救援任务十分重要，但由于台风灾害破坏性强、带来的次生灾害多、影响范围广等特点，给应急决策者和救援人员进行救援工作带来巨大挑战。

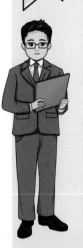

为什么说台风灾害应急救援的突发状况多且处置危险性高

台风具有明显的突发性、破坏性特征，给人们的生产和生活带来不同程度的直接或间接损害。应急响应过程中，可能会遇到以往较少经历或没有经历的情景，触发一些始料未及的状况，导致预案支持不足，没有直接经验可供借鉴，如时间紧迫、资源稀缺、通信中断、信息不完备等极端情景，给应急决策者带来巨大的压力。

在强风暴雨引发的一系列次生灾害中进行救援工作，救援人员本身就承受着众多未知的风险。例如：在水域救援中，持续的降雨、低温、急流、漂浮物等，对救援人员的体能造成极大影响，救援耗时耗力，易突发险情；在高空清除障碍时，高强度的风雨天气，削弱了救援人员装备防护的有效力度，增加了障碍物移动或坠落的隐患，对救援人员和等待救援的人员提出了双重考验；在扑救由于电气线路被风吹断或破损引起的火灾中，在不得不进行带电灭火时，如何做到保持安全的作业距离，正确处置突发异常现象，防止触电发生，这些对经验不足的救援人员存在较大风险。

因此，面对台风救援任务，在应急决策层面，通过科学合理的组织和行动，能够最大限度地减少人员伤亡和财产损失，保障受灾群众的生命安全和基本生活需求。在救援人员层面，既要具备专业的知识和扎实的实践技能，还需要具备良好的应变能力和团队协作精神，以应对复杂多变的台风灾害。

（曹春霞　苑金悦）

七

龙卷风

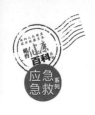

51. **龙卷风的危害**有哪些

龙卷风 危害 预防

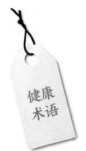

健康术语

心理创伤：是指由于生活中具有较为严重的伤害事件所引起的心理、情绪甚至生理的不正常状态。这种不正常的状态可能比较轻微，经过一段时间的自我调整就可以自行痊愈。但是也有一些精神创伤的影响会延续较长的时间，甚至常常是终身的。

龙卷风是由雷雨天气所引起的一种自然灾害，这种自然灾害持续的时间一般不会特别长。有时只有几分钟，但有时却会出现几十分钟，龙卷风给人们带来的危害是非常大的，短时间内可造成局部重大人员伤亡和财产损失。

专家说

龙卷风会造成哪些危害

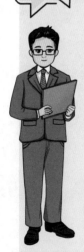

（1）身体伤害：龙卷风的出现常会造成人员直接或间接伤亡，如强风吹碎门窗玻璃、幕墙玻璃等，玻璃飞溅造成人员死伤事故；行人在高处或桥上、水边被吹倒或吹落，摔死、摔伤或溺水；公路上行驶的车辆，特别是在高速公路上高速行驶的车辆被吹翻等造成伤亡。

（2）心理创伤：龙卷风带来的灾难性场景，如房屋倒塌、亲人伤亡等，会给人们带来严重的心理创伤，导致长期的心理阴影和心理疾病。人们可能会经历恐惧、无助、绝望等情绪，感到无法摆脱的困扰和痛苦。这种心理创伤可能需要专业的心理咨询和治疗。

（3）疾病传播：龙卷风过后，可能会破坏供水系统和卫生设施，造成饮用水污染和食物短缺，从而引发肠道、呼吸道等方面的传染病。由于缺乏干净的饮用水和卫生条件，人们可能会感染腹泻、痢疾等肠道疾病，或者患上呼吸道疾病，如肺炎等。

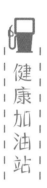

健康加油站

减少龙卷风伤害的预防措施有哪些

（1）及时获取天气预报信息：在雷暴天气条件下，应关注天气预报信息，了解是否有发生龙卷风的可能。

（2）制订应急预案：家庭、学校、社区等应制订应对龙卷风的应急预案，包括疏散路线、避难所等。

（3）建造抗风建筑：在易受龙卷风影响的地区，应建造抗风能力强的房屋和基础设施。

（4）避免户外活动：在雷暴天气条件下，应尽量避免户外活动，以免遭遇龙卷风。

（曹春霞　樊毫军）

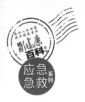

52. 居家遭遇龙卷风
该怎么办

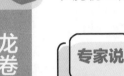
龙卷风在一天中的任何时间都可能发生，而以午后发生最多，其中 15：00—16：00 为高峰时段。突如其来的龙卷风常常给人们带来人身伤亡和财产损失，如果居家时遭遇龙卷风，要如何保护自己呢？

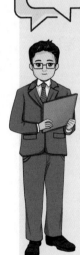

专家说 居家遭遇龙卷风该怎么办

（1）离开危险房屋或其他简易临时住处，到附近比较坚固的房屋内躲避。

（2）避开窗户、门和房子外墙，立即到与龙卷风移动方向相反的小房间内抱头蹲下。

（3）在楼上，特别是农村的楼房内，应立即转移到一楼，暂避到比较坚固的桌子底下或厕所、储物间内。

（4）如果家里有地下室，应立即到地下室躲避，混凝土建筑地下室或半地下室更安全。

（5）在电杆倒、房屋塌的紧急情况下，应及时切断电源，防止电击人体或引起火灾。

（曹春霞 樊毫军）

53. 在**户外遭遇龙卷风**
该怎么办

如果在户外遭遇龙卷风，正确的逃生方法和技巧可以帮助我们避免不必要的伤害和危险。

在户外遇到龙卷风该怎么办

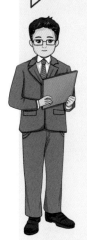

首先不要惊慌失措，龙卷风是走直线的，不走弯道，所以，先明确它的行走路线，判断它的移动方向，远离龙卷风的移动路径。

如果感觉到龙卷风就在附近，可以躲进坚固的掩体内。大部分钢筋混凝土结构足够坚固，注意远离窗户，走近靠墙角的位置，拿一些厚衣物遮挡，防范飞屑带来的伤害。

在野外遭遇龙卷风时，应向龙卷风前进的相反方向或垂直方向逃离；如果来不及逃离，要迅速找洼地趴下；正确的姿势是：脸朝下，闭上嘴巴和眼睛，用双手、双臂保护住头部。遇到龙卷风时，一定要远离大树、电杆，以免被砸、被压或触电。

关键词

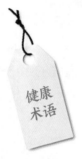

龙
卷
风

开
车

自
救

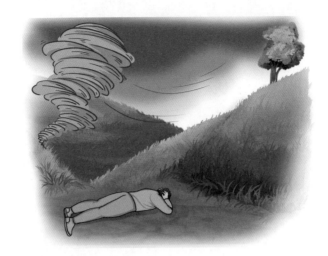

健康
术语

掩体：分为军用和民用，民用的掩体主要是由个体防护和其他工程防护相结合的一些项目，用以保护民众个人的安全。一般来说，民用的掩体较为简易，既可能是一个独立的建筑，也可能是一个简单的坑。

（曹春霞　苑金悦）

54. 开车时遭遇龙卷风
该怎么办

　　开车的时候可能会遭遇各种恶劣的天气，需要灵活应对以保护生命和财产安全。近年来随着全球变暖，龙卷风等极端天气越来越多，不仅在沿海地区，内陆地区也容易出现龙卷风。如果开车时遭遇龙卷风，事情的发生往往在一瞬间，有的时候甚至来不及思考对策，掌握正确的方法非常重要。

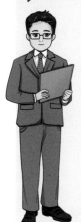

开车时遭遇龙卷风该怎么办

当驾车时遭遇龙卷风，切勿尝试继续行驶以避开它，因为龙卷风具有强大的吸力，能够轻易地将沿途的车辆和行人卷入其中，同时车内外的气压差异巨大，甚至可能导致车辆爆炸。因此，务必尽快寻找坚固的避难场所，如地下停车库等。若风力过猛，应立即靠边停车，迅速下车寻找安全避难所。在任何情况下，人身安全始终是最重要的。

为了远离龙卷风，建议以与龙卷风前进方向呈 90 度的角度（垂直方向）驶离。龙卷风以其迅猛的速度和易变的行进方向而著称，一旦行车路线与龙卷风的前进路线重合，将带来极大的风险。遭遇侧风时，务必双手紧握方向盘，并适度增加对风的抵抗力，使车辆保持正确的行驶方向。但切记不可过度用力调整，以防车辆失控。若风力过于强烈，应避免猛烈转动方向盘或踩刹车，因为在强风作用下，车身重心已经不稳，刹车操作可能会带来不利的影响。

若在野外驾车时遭遇龙卷风，且附近无避难场所，应寻找地势低洼处趴下，以避免被强风卷走或受到飞来杂物的伤害。同时，务必远离河流和溪水，因为龙卷风带来的强降水可能导致水位急剧上涨，从而带来溺水的风险。特别要注意，尽量不要躲在

车内或车底，因为高等级的龙卷风很容易将汽车掀翻，这样的避难方式风险极高。

　　若实在没有其他选择，务必系好安全带，保护好头部。当周围既无避难场所又无低洼地可供躲避时，应留在车内，最好是坐在第二排的中间位置，尽量压低身体，保护头部，并确保安全带系紧。一般情况下，汽车并不容易被风吹起，除非是遭遇极为强烈的龙卷风。然而，即便是在车内，也要警惕龙卷风刮起的杂物，身体暴露在外极易受伤，因此留在车内是相对安全的选择。

（曹春霞　苑金悦）

55. 如果**被龙卷风卷起** 该如何**自救**

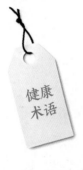

窒息： 人体的呼吸过程由于某种原因受阻或异常，所产生的全身各器官组织缺氧，二氧化碳潴留而引起的组织细胞代谢障碍、功能紊乱和形态结构损伤的病理状态称为窒息。窒息是危重症患者最重要的死亡原因之一。

　　龙卷风是一种极具破坏性的自然灾害，它以惊人的速度和力量席卷而来，给人类带来巨大的生命和财产威胁。如果不幸被龙卷风吸进去，了解如何自救至关重要。

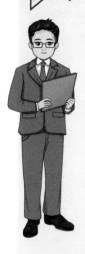

专家说

如果被龙卷风卷起，应该如何自救

如果被龙卷风卷起，自救的可能性相对较小，但以下是一些建议，可能会在一定程度上增加生存的机会。

（1）尽量保持冷静：尽管情况可能非常危急，但保持冷静和清醒的头脑对于作出正确的判断至关重要。

（2）寻找可固定物：如果可能，尝试抓住任何坚固的物体，如树木、岩石或建筑物的坚固部分。但要确保这些物体足够牢固，不会被龙卷风轻易移动或摧毁。

（3）保护头部和关键部位：尽量用双手护住头部和颈部，以避免被飞来的碎片或杂物伤害。同时，弯曲身体以减少受伤的风险。

（4）预防窒息缺氧：龙卷风中气压很低，会导致严重的缺氧和难以呼吸（这相当于不带氧气罐站在珠穆朗玛峰的顶端）。这个时候你可以选择随龙卷风顺时针转速旋转，这样就可以获取到大量的氧气。

（5）远离重物：如果被卷入龙卷风，避免被重物压倒。如果周围有重物，尽量远离它们，因为它们可能会因为风的力量而移动。

（6）预防高空坠落：龙卷风在一阵旋转过后，就会将被卷

物"扔出来",这个时候就会发生高空坠落。可能的话,在被卷入的物体中选择软一些的物体(沙发、被子等)抓牢,这样即使高空坠落也能减轻伤害。

(7)尽快脱离龙卷风的中心:如果可能,尝试尽快离开龙卷风的中心区域,因为中心的风力通常最强。

(曹春霞 苑金悦)

56. **龙卷风过后**,
应该注意什么

龙卷风过后,出现树木被拦腰折断、房屋损毁和道路阻塞等一系列问题,首先应检查自己和身边人是否受伤,在保证自己个人安全的同时检查环境,并及时消杀环境,减少传染病的发生。

专家说 龙卷风过后,应该注意什么

龙卷风发生后,需要时刻关注天气预报、当地气象台的通知,第一时间获取相关的消息与通知。如果在龙卷风发生时,所处的位置离住址较远,最好等官

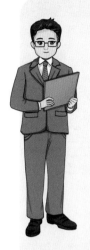

方宣布所在区域是否安全，确保安全后再返回住处。

龙卷风发生后，要穿长袖、长裤及结实的鞋去检查住宅的墙壁、门、窗户等的受损情况，以防被划伤、割伤。此外，要注意掉在地上的电线或破碎的煤气管道，并且需要及时把情况报告给相关单位处理。

远离受损的建筑物，必须检查时，尽量使用电池手电筒，不要使用蜡烛，谨防点燃气体引起爆炸。而且在闻到煤气味或听到"嘶嘶"声时，需立刻打开窗户，让所有人尽快撤离并向煤气公司及消防部门报告此状况。

龙卷风发生后，如果发现建筑物内外部有一定的受损情况，要及时拍照留证，便于后续保险理赔。电话要在有紧急情况时使用，避免出现通信繁忙的问题。另外，若因灾害溢出药品、漂白剂、汽油等易燃液体时，要及时进行清除，以免成为火灾隐患。

灾后应注意预防传染病的发生，要特别注意饮用水及食品卫生，不要喝生水，只喝开水或符合卫生标准的瓶装水、桶装水；对临时的饮用井水、河水、湖水、塘水，一定要进行消毒；不吃腐败变质或被污水浸泡过的食物；不吃淹死、病死的牲畜和水产品。要及时对室内外环境进行消毒，并做好防蝇灭蝇、防鼠灭鼠、灭螨防螨，减少传染病发生。

（曹春霞　苑金悦）

八

极端高温

57. 什么是**极端高温天气**

近年来，大家会觉得气候变得越来越热，在夏日极端高温天气也愈发频繁，那么当出现极端高温天气时我们应该怎么应对呢？

多少摄氏度算是极端高温

极端高温是指气温在 35℃ 以上。高温、高湿的天气条件（日最高气温 >35℃，相对湿度 >40%），容易引起头痛、胸闷、烦躁、食欲减退等症状，健康的人也会感到不舒服。其实，当气温 >30℃，空气相对湿度 >40% 时，人体就会感到又闷又热，非常的不舒服。如果日最高气温 >35℃，相对湿度 ≥ 70% 时，身体不舒服的感觉会非常明显，而对于身患疾病的人群来说无疑是雪上加霜，心脏病、高血压、脑血管疾病的发病率急剧增加，诱发心肌梗死的概率较高。如果在日最高气温 >40℃、空气相对湿度 >50% 的环境中待上30 分钟，健康的人有可能发生中暑昏迷；对于患有心脏病、高血压、脑血管疾病的人，诱发心肌梗死的概率会更高，有的可能导致死亡。

极端高温为什么会给我们的健康带来危害

在正常情况下，人的身体通过出汗和将更多血液流向皮肤来调节降低体温。

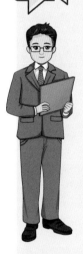

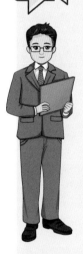

关键词

极端高温 风险 应对

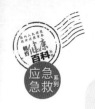

　　在极端高温下或在炎热高温环境中，从事体力活动时，人身体的自然冷却系统可能不堪负荷，导致体温上升至危险水平，进而引发中暑和热衰竭等严重的热性疾病。相对较为轻微的热性疾病包括热痉挛和热疹。我们的身体为了竭力保持凉爽，需要承受很大压力，这也可能导致一些已有的疾病症状加重，例如可能令心脏病患者感到头晕，甚至心脏病发作。

如何应对高温天气

　　（1）让你的身体保持凉爽：尽量避免在一天中最热的时段外出，体力活动应在温度较低的时段开展。穿着宽松轻薄的衣服，可以用冷水沾湿并擦拭皮肤，将冰袋或用湿毛巾包裹住的碎冰块搭在颈部和双肩上。

　　（2）让你的家保持凉爽：使用空调或电风扇降温，拉上窗帘，阻挡阳光射入室内，并在家中较为凉爽的区域活动。尽量减少使用炉灶和烤箱，这些加热设备会让室内温度升高。室外温度降低后，打开窗户和房门通风，排出热空气，并让凉爽空气流入室内。

　　（3）确保不断补充体内水分：即使你并不感到口渴，也应该定时喝水。如果医生要求你限制液体摄入，应该向他们查询确认。外出时携带饮用水。

高温天气哪些人的风险较大

　　（1）敏感人群：如儿童、孕妇、老年人等。

　　（2）慢性病患者：如循环系统疾病、呼吸系统疾病、精神与行为障碍、肾脏疾病及糖尿病等患者。

（3）户外作业人员：如农民、建筑工人、环卫工人、快递员等。

（刘亚图　刘中民）

58. 为什么**体感温度**和**气温**不一样

季节交换时大家都会关注天气预报，很多人都有过这样的困惑，天气预报说今天最高温度接近 30℃，可在户外觉得比 40℃ 还热；或者有的时候说有十几摄氏度，出门却感觉冷得要命。按理说天气预报不会出错，但是为什么感觉到的温度和预报的气温不一样呢？

这主要是由于体感温度和气温其实是不一样的：一是体感温度除受到气温的影响外，湿度、日照和风速等客观因素都会对人感觉到的温度产生影响；二是人们在进行的活动或者当下的心情也会影响体感温度。因此，天气预报也没有错，你的感觉也没骗你。

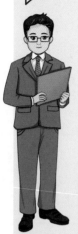

专家说

怎么看天气预报

天气预报除了报道温度外，还会涵盖湿度、风向、风速、日照情况以及气压等信息。温度决定了穿什么，湿度、风向、风速会影响体感温度。天气预报包含的信息很多，无论是日常生活还是外出活动，都可以关注这些信息，便于作出合适的决策。

温度对人的影响有哪些

气温是影响人体的重要因素之一，由于体感温度和气温不一样，因此体感温度是一个更全面的指标。人体的正常体温大概在37℃。体感温度较高时，需要散热，避免身体的水分和盐分流失、影响神经活动和运行协调等。体感温度较低时，需要维持体温和热量平衡，低温易对人体组织形成不可逆的损伤，血管也容易变硬变脆导致生命危险。同时，温度变化对人的情绪、心理状态也会有一定影响。

温度变化时，人们该如何应对

提前了解气温状况，防患于未然，根据气温的变化选择合适的衣物。在冬季，应注意保暖；在夏季，则要避免穿着过多导致中暑。同时，无论在高温还是低温环境下，都应保持足够的水分摄入，以维持身体正常的代谢和体温调节。根据个人的舒适感受和日常活动量，对室内温度进行调节。合理使用空调和供暖设备，同时注意室内加湿，以避免空气过于干燥。

保护易感人群。儿童、青少年、老年人群体是气温变化的易感人群，在异常的天气条件下，要更多地关注这些群体的心理和生理健康状况，并采取一定的防护措施。

（左星华　刘中民）

59. 中暑和热射病
是一回事儿吗

我们常听说"高温天气下要预防中暑和热射病"，那么中暑和热射病是一回事儿吗？什么情况下是中暑，什么情况下是热射病，分别如何预防呢？

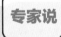 专家说

中暑和热射病有哪些不同

中暑是指在温度或湿度较高、通风不良的环境下，由于体内热量过度积聚、人体体温调节功能失调而引起的以中枢神经系统和循环系统功能障碍为主要表现的生理功能紊乱，严重时甚至可能导致死亡。中暑的症状包括头晕、头痛、恶心、呕吐、心悸、乏力、高

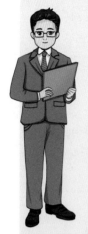

热等。根据病情的严重程度，中暑可以分为三种类型：先兆中暑、轻症中暑和重症中暑。重症中暑又可以分为热痉挛、热衰竭和热射病三种类型。

热射病是重症中暑中最为严重的一种类型。热射病通常是由于身体在高温环境下过度暴露，导致体温过高，引发身体机能严重受损。其症状包括高热、昏迷、抽搐等，体温可超过 40℃，并伴随其他症状，如皮肤干热、脉搏加快、呼吸急促等，甚至可能导致死亡。

所以中暑不等同于热射病，但热射病属于中暑的一种最为严重类型，是需要我们提高警惕，避免发生的严重情况。

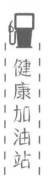

健康加油站

热射病的预防措施有哪些

在高温环境下，应尽量减少身体暴露，避免持续高温导致身体器官受损。如果必须在高温环境下工作，应定时进行短暂的休息，并补充足够的水分和盐分，以保持身体的水电解质平衡。热射病的预防和治疗依赖于及时采取措施，包括以下几方面。

（1）迅速脱离高温环境：迅速将患者转移到阴凉通风的地方，避免继续暴露在高温的环境中。

（2）迅速降低体温，避免体温过高：如有泳池等，可以将患者移至泳池内，解开衣物，将患者的颈部以下浸入水中，从而降低患者的核心体温。同时应注意患者的神志、呼吸等情况。或者解开衣物，用湿毛巾擦拭身体，向患者躯体喷洒凉水等，帮助散热。

（3）补充水分、养分：如患者可以进食、吞咽等，可以口服运动饮料，补充水分、电解质，以保持身体的水电解质平衡。

（4）启动应急反应系统：在处理患者的同时，应立即拨打当地的急救电话，请求专业医疗人员前来救治。同时请求周围人员去取最近的自动体外除颤器（AED）及急救包。

（5）必要时实施心肺复苏：如果患者出现呼吸停止，应即刻对其进行心肺复苏。如果未受过专业培训，可以通过拨打"120"急救电话，在接线员的指导下进行心肺复苏。

总之，在处理热射病时，要保持冷静、迅速采取措施，并寻求专业的医疗救治。同时对于一些有基础疾病、年龄较大、需要长期暴露在高温环境下作业的人群，应进行相关的健康教育及急救技能培训。

（季晟超　刘中民）

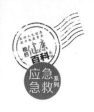

60. 极端高温天气
哪些**人群**要特别注意
自我防护

在炎热的夏季或初秋，高温、高湿、强热辐射天气可造成人体的体温调节、水电解质代谢紊乱，循环系统、消化系统、神经系统、泌尿系统等出现一系列生理功能改变。一旦机体无法适应，引起正常生理功能紊乱，则可能造成体温的异常升高，其中一些特殊人群最易中暑，更需要严格进行自我防护。

 以下三类人群要特别注意自我防护

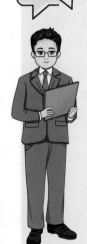

（1）敏感人群：包括儿童、孕妇、老年人。该类人群由于体温调节能力不足，极易中暑。要尽量避开高温，儿童在户外玩耍时尽可能待在阴凉处，孕妇和老年人尽量待在凉爽的室内；保证水分充足，补充电解质；主动、多次、适量饮水，不要感觉口渴才喝水；适当补充含有电解质的饮品，避免饮用含糖量过多的饮品。

（2）慢性病患者：如循环系统疾病、呼吸系统疾病、精神与行为障碍、肾脏疾病、糖尿病等患者。慢性病患者要及时补充水分，减少运动，不要进行剧烈活动，使身体得到充分休息；通过餐食和饮品适量补充身体流失的电解质。

（3）户外作业人员：包括农民、建筑工人、环卫工人、快递员等。在户外作业时，要补充水分及电解质，在中等强度作业活动中，应每 15~20 分钟喝 1 杯水（200~300 毫升）；保持凉爽，宜穿着反光衣服和放置冰袋的冷却背心等，及时更换被汗水浸湿的衣物；合理安排户外作业时间，户外作业人员要定时休息。

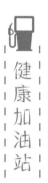

健康加油站

慢性病患者与健康人体温耐受的差异有多少

慢性病患者耐受温度范围较窄，耐受温度比健康人低 1.3℃。

极端高温天气时，特殊人群在饮食上
需要注意哪些事项

极端高温天气下，注意少喝热水，少吃高油、高脂等较难消化的食物。此类食物会增加人体内的热量，造成额外的负担。

（赵冬旸　刘中民）

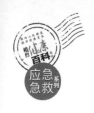

61. 极端高温
天气如何防中暑

关键词

多饮水 少外出 防中暑

面对高温热浪，无论是干热天气还是湿热天气人们都可能会中暑，出现头晕、头痛、恶心、呕吐症状，严重的会昏迷，甚至有生命危险。因此我们需要预防中暑。

专家说 我们应该采取哪些措施预防中暑

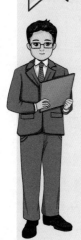

主要从衣、食、住、行四个方面进行有效预防。

（1）衣：穿着上选择浅色、宽松、透气、吸汗的衣物。建议使用防晒霜、遮阳伞、遮阳帽、防晒服等，减少紫外线的照射。

（2）食：多喝水，饮用量约为平时的 1.5 倍，少量多次饮用，运动后可适量饮用补充电解质的淡盐水。多吃水果蔬菜，少吃油腻等难消化的食物，避免给肠胃带来额外负担。

（3）住：建议空调温度设置在 26℃，湿度控制在 60% 以下，室内外温差最好不超过 10℃。避免长时间待在密闭空调房内，每日可开窗通风 2~3 次。

（4）行：高温天气减少室外暴露，避免不必要的外出，如果一定要在室外活动，应避开正午时段，并做好防晒工作，在阴凉处活动，减少体力消耗。夏季炎热，长时间被太阳暴晒的汽车，其车内温度可达 70℃甚至更高，千万不要把孩子、宠物等单独留在车内，也不要在密闭的车内午休。

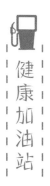

健康加油站

夏季防中暑的饮食对策都有哪些

（1）多吃粥：在炎热的夏季，人的肠胃因受暑热刺激，功能相对减弱，容易发生倦怠，食欲减退等，重者还会中暑。因此，夏季喝粥是饮食调理措施之一。

（2）多喝汤：当人在出汗比较多，体液损耗比较大的时候，多喝汤既能及时补充水分，又有利于消化吸收。

（3）多饮茶：高温作业者，如能在温茶中适当加点盐，以弥补出汗过多而丢失的盐分，对预防中暑更有裨益。

（4）多吃青菜：青菜含有丰富的维生素和矿物元素。

（5）多吃瓜果：食用富含大量维生素 C 的水果，更有利于清热解暑。

（赵冬旸　刘中民）

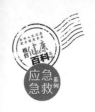

62. 为什么**气温不高**
也有**可能中暑**

在夏天，有时最高气温只有 30℃，不算特别高，但又很容易引起中暑，这是为什么呢？是不是只有高温才会引起中暑呢？

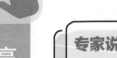

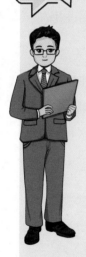

为什么会中暑

（1）产热增加：在高温（>32℃）、高湿（>60%）、通风不佳环境中，长期从事重体力劳动，机体产热增加。如田间劳动的农民、车间工人等。一些疾病，如甲状腺功能亢进症、高热、寒战、癫痫持续状态等，也会导致机体产热增加。

（2）散热障碍：环境温度升高时，一些易感人群，如年老体弱多病、脏器储备功能差的人群，体温调节功能障碍，又未能及时降温及饮水。大面积烧伤排汗障碍、硬皮病、肥胖及着装过厚的人群体温调节中枢也易存在散热困难。

可见，除了高温因素外，不能及时散热也是引发中暑的关键因素。在夏季高温高湿的环境下，高热散不出，会影响到人的中枢神经系统、血液循环系统，会出现中枢神经系统症状，造成中暑。

除了高温因素，还有哪些因素会引发中暑

高温确实是引发中暑的主要因素之一，但除此之外，空气湿度以及风速等，都可能间接诱发中暑。

一般来说，最高温度在 30℃ 以上，湿度 70% 以上，也非常容易出现中暑现象。

此外，体感温度还受两方面的影响，包括着装的颜色、天空的云量。衣服的颜色越深，吸热能力就越强，同样的条件下，穿白色衣服比穿黑色衣服吸热少，体感温度低；多云或有阴凉的地方，太阳辐射相对少，体感温度低。

健康加油站

预防中暑六要点

（1）关注天气预报，了解极端高温高湿预警，合理安排出行活动。提高夏日对高湿天气的重视，湿度较大时，尽量避免室外体力活动。

（2）室外活动时，避开高温的时间段，穿着浅色且轻便透气的衣服，佩戴遮阳帽、太阳镜，涂抹防晒霜。

（3）饮食清淡，及时补水，大量出汗后需饮用电解质型运动饮料。

（4）学习中暑相关疾病的症状、体征，及时识别中暑，掌握一般处理方法。

（5）对于中暑的高危人群应重点关注，如婴幼儿、

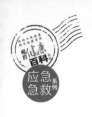
65 岁及以上的老年人、慢性病患者、肥胖人群、长时间高强度体力劳动者。

（6）在高温环境中出现头晕、心慌等不适症状时，需要及时停止工作，到阴凉处休息。

（刘亚囡　刘中民）

63. 如何**判断自己或他人是否中暑**，以及中暑的**程度**

高温天气下，如果感到身体不适，如何判断是不是中暑了呢？天气有点热，但气温并不是特别高，身体出现了头晕无力等类似于中暑的特征，那是真的中暑了吗？

专家说

如何判断自己或他人是否中暑，以及中暑发展到什么程度了

中暑是热环境中，生产、生活及军事训练中的常见疾病，如暴露于高温环境下，剧烈运动一定时间后，出现下列症状或体征中的至少一项且不能用其他疾病

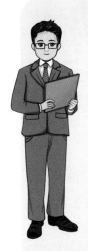

解释，即可判定为中暑。①头晕、头痛、反应减退、注意力不集中、动作不协调；②口渴、心悸、心率明显增快、血压下降、晕厥；③恶心、呕吐、腹泻、少尿或无尿；④大汗或无汗、面色潮红或苍白、皮肤灼热或湿冷、肌肉疼痛、抽搐；⑤发热。

判定中暑后，如体温 <38℃，神志清醒，无意识障碍表现，则为轻度中暑；38℃≤体温 <40℃，伴皮肤湿冷、面色苍白、心率加快、血压下降，可有晕厥，但数分钟内自行恢复意识的情况为中度中暑；若体温≥40℃，出现中枢神经系统损伤表现，如昏迷、全身抽搐、谵妄等，则为重度中暑。

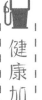

健康加油站

中暑的诊断有哪些依据

1960 年我国卫生部、劳动部、全国总工会联合发布的《防暑降温措施暂行办法》中，提出了国内首个中暑诊断的标准性文件《中暑的诊断和急救办法》。1989 年，卫生部组织修订了中暑诊断的国家标准，并发布了《职业性中暑诊断标准及处理原则》（GB 11508—1989）。2002 年，该标准更新为《职业性中暑诊断标准》（GBZ 41—2002）。2019 年，国家卫生健康委员会发布了新的诊断标准《职业性中暑的诊断》（GBZ 41—2019）。

（黄国鑫　刘中民）

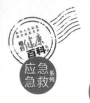

64. 如果觉察到**自己或他人可能中暑**了，应该怎么办

关键词

中暑 处置 预防

在炎热的夏天或初秋，高温、高湿的环境下，自己或他人出现了头痛、头晕、胸闷、恶心、呕吐、大量出汗、脸色苍白、红疹、发热、肌肉疼痛、疲倦，继而抽搐、晕厥、意识障碍等情况，则说明可能中暑了，如不及时救治，随着病情的发展，严重者将有生命危险。

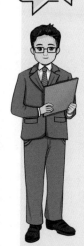

专家说 如何预防和处置中暑

尽量减少高温环境下的户外活动；在户外，应尽量选择宽松、轻薄、浅色系的衣物；适当增加饮水量，可适量喝点绿豆汤、淡盐水或清凉饮料，但应避免过量食用冷饮或冰镇西瓜等食物；每天保证充足的睡眠。

一旦怀疑自己或他人中暑了，应当立即转移至通风、阴凉、干燥处休息，解开衣服，脱去防晒服、遮阳帽等物件，用凉湿毛巾擦拭身体或用冰袋冷敷额头、腋下等处降温。在清醒状态下，可饮用果汁或运动饮料等补充水分，有条件者可酌情使用藿香正气水、仁丹、十滴水等防暑降温药物。经过上述处理，症状仍未缓解则应立即拨打"120"，寻求医疗救助。如失去意识，则不要试图喂液体给患者补充水分，以免液体进入气道造成窒息。如果发生呕吐，请将患者的身体侧躺，确保其呼吸道通畅，直到医务人员到达。

不要将婴幼儿或儿童单独留在车里

在炎热的夏天或初秋，即便在外界温度还不算太高的情况下，即使车窗留了缝隙，太阳照射后，车内温度还是可以在泊车后的 10 分钟内上升近 7℃，如果将婴幼儿或儿童单独留在车里，容易导致严重的中暑，甚至有死亡的风险。

藿香正气水不能预防中暑

藿香正气水可用于治疗"阴暑"，即"夏天乘凉冷饮过甚"引起的恶寒发热、头痛、恶心呕吐等夏季感冒；不适用于工作、生活环境温度过高而引起的"阳暑"，更不宜用于预防中暑。

健康加油站

如何识别高温预警信号

高温黄色预警指连续 3 天日最高气温将在 35℃以上；高温橙色预警指 24 小时内最高气温将升至 37℃以上。高温红色预警指 24 小时内最高气温将升至 40℃以上。

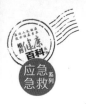

健康
云课堂

如果觉察到自己或他人可能中暑了，
应该怎么办

（黄国鑫　刘中民）

关键词

中暑　头晕

65. **中暑头晕**， 可以"挺一挺"再**休息**吗

受夏日高温影响，人们身体会出现许多不适，如食欲减退，当身体出现一些预警信号时，我们需要立刻休息吗？如果我们在炎热环境下出现头晕的情况，可以"挺一挺"再休息吗？答案是不可以！

专家说 **炎热环境下身体不适应立即休息**

轻症中暑，早期会出现心悸、头晕、乏力、呕吐、动作不协调等症状。切记，这时千万不能想着"挺一挺"再休息。很多人认为，在刚刚感觉不舒服时可以"再坚持坚持"，殊不知，暑热带给身体的伤害不是

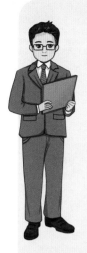

像个"斜坡"，持续累积、增加，而是个"直角"。当伤害超出了自我调节能力，身体就会顷刻到达"崩溃点"，如不加干预，体温将持续升高，可达 40~42℃ 的高热，并伴有四肢抽搐、意识障碍，甚至合并多器官功能衰竭，导致死亡。

因此，一旦在室外出现轻症中暑症状，就要注意观察身体变化，不能挺，应迅速到阴凉处平躺、休息，适当喝点凉水，10~30 分钟后若还没缓解，要及时就医。需要注意，一旦出现中暑症状，应立即采取措施，寻求医疗帮助。预防是最佳的策略，让我们相互关心，保护好自己和他人的健康。

中暑时身体会有哪些信号

我们需要时刻关注身体信号：如头晕、乏力、恶心、皮肤潮红等。一旦出现这些症状，应立即停止活动，找到阴凉处休息，并及时补充水分。

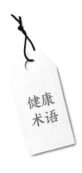

健康术语

多器官功能衰竭：是指机体在受到严重损害（中暑、创伤、手术、感染等）后，发生两个或两个以上器官功能衰竭的综合征。受损器官包括心、肺、脑、肾、肝脏、胃肠道等。

（赵冬旸　刘中民）

第三章

事故灾难逃生急救

一

城市火灾

1. 为什么逃生时要
用湿毛巾捂住口鼻

火灾发生时，由于各种物质的燃烧，周围空气中弥漫着二氧化碳、烟尘，甚至有毒气体。人吸入过多的二氧化碳会造成窒息，烟尘和有毒气体会造成呼吸道黏膜的烧伤。由火灾造成的死亡多数并非火灾直接烧伤，而是由于吸入大量二氧化碳、烟尘及有毒气体而造成的窒息及呼吸道烧伤。

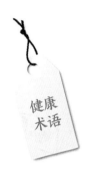

关键词

有毒气体 烧伤

简易防烟面罩：是一种用于在火灾中逃生的个人防护呼吸保护装置，可以在发生火灾时给佩戴者的呼吸器官、眼睛和面部皮肤提供一定的防护。

使用湿毛巾捂住口鼻有什么作用

由于大量物质的燃烧，火灾现场往往充斥着各种高温的有毒气体，这些气体在被人体吸入后会造成机体中毒并烧伤呼吸道。湿毛巾可以过滤掉空气中的有毒物质，同时可以冷却吸入的气体，避免呼吸道的烧伤。

使用湿毛巾需要注意什么

准备时间不宜过长，以免耽误逃生时间。湿毛巾

不能太薄，否则起不到过滤作用，对折 3 次的厚度较为合适；湿毛巾也不能太湿，应甩去多余水分，否则会不透气，影响呼吸。使用湿毛巾时不能揉成团，容易遮不住口鼻。

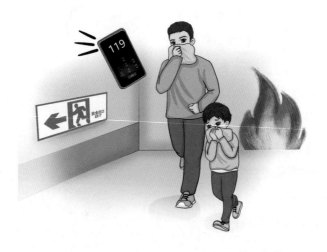

还有什么物品可以代替湿毛巾

湿毛巾的作用主要是过滤高温有毒气体，在缺乏湿毛巾的情况下家用的衣物、被褥、床单等在打湿后也可以起到过滤高温有毒气体的作用。

（李 贺 尹纯林）

2. 为什么逃生时要**沾湿床单披在身上**

关键词

火灾现场常为高温环境，且周围充斥着各种有毒有害高温气体、浓烟等，容易造成逃生人员皮肤表面烧伤。逃生时将湿床单披在身上可以隔绝周围火焰、高温物体等，避免身体被烧伤、烫伤，同时提升了逃离的安全性。

使用湿床单时需要注意哪些事项

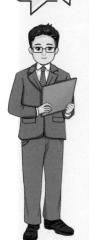

（1）床单的厚度要合适：太厚的床单甚至被褥在打湿后会明显增加重量且增加自身体积，影响逃生的速度，同时在现场逃生人数较多时，过分厚重的被褥等容易被其他人踩住，会导致逃生现场的混乱。

（2）床单或被子尽量选择纯棉的：纯棉织物抗热性、吸水性较好，能有效阻止烟雾进入身体。目前很多家庭的床单和被子不是纯棉的，而是羽绒、化纤的，这些材质不仅不吸水，不能起到隔绝火焰、高温的作用，还非常易燃，用来包裹着逃生不仅不能起到保护作用，反而可能引火烧身。

（3）千万不要因为寻找床单耽误逃生：在没有床单的时候，不要长时间寻找，部分衣服、毯子在沾湿后也能起到隔绝火焰的作用。

隔离　烧伤

什么情况下穿过火场相对安全

在火灾现场，如条件具备，可穿戴防火服装、护目镜、手套等防护装备，这些装备可以防止被火源烧伤，同时也可以保护头部和身体。如果没有穿戴设备，可将床单或棉被打湿，覆盖在身体上，以此来保护头部和身体，同时用湿毛巾对折3次后捂住口鼻，尽可能避免有毒气体的吸入。此外，由于烟气比空气轻，因此在逃生时，应尽量使身体贴近地面，靠着墙边弯腰低姿前行。特别提醒的是，穿越火场时千万不能乘坐普通电梯。

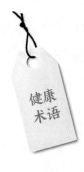

烧伤：一般指热力，包括热液（水、汤、油等）、蒸气、高温气体、火焰、炽热金属液体或固体等所引起的组织损害，主要指皮肤和/或黏膜，严重者也可伤及皮下和/或黏膜下组织，如肌肉、骨、关节甚至内脏。

（李 贺 尹纯林）

3. 为什么遇到**火灾**时要**弯腰逃生**

火灾发生后周围易燃物质燃烧会产生大量有毒高温气体，如氰化物、一氧化碳等，火灾现场的浓烟里含有大量毒气体，且向上蔓延。尤其火灾初期，上部烟气大且多，下部是比较洁净的空气，当弯腰行走时，我们的呼吸口就处于比较低的位置，所呼吸到的气就是相对清新的空气，减少吸入毒气的概率。其次，弯腰前进时，可以让我们身体的重心降低，有利于身体稳定，减少摔倒的风险。此外，人的视线也会变得更加平行于地面，方便我们观察地上的情况，避开可能的障碍物。

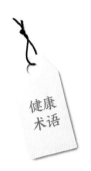

健康术语

有毒气体： 常温常压下呈气态或极易挥发的有毒化学物。来源于工业污染、煤或石油的燃烧以及生物材料的腐败分解。包括氨、臭氧、二氧化氮、二氧化硫、一氧化碳、硫化氢及光化学烟雾等。按照对人体的危害分为神经性麻痹毒气，呼吸系统麻痹毒气，肌肉麻痹毒气三种；按照对人体的伤害原理可分为刺激性气体和窒息性气体。

专家说

火灾现场为什么会产生有毒气体

在火灾现场，爆炸物质、建筑木材、装饰材料、各类家具等多种物质燃烧后会产生大量的有毒气体，这些有毒气体包括一氧化碳、二氧化硫、硫化氢等，对处于火灾的人群产生致命威胁。

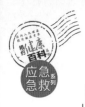

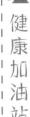

关键词

烧伤创面 皮肤破溃

火灾逃生时如何选择路径

逃生时应选择自己熟悉的地方，如日常最常用的楼梯、出口、天台等，或者向开阔或空间较大的方向逃生。在打开门、窗之前，必须先摸摸是否发热，如果已经发热就不能打开，应立即选择其他路径。

火灾逃生时常见的错误做法

①从进来的原路逃生；②盲目向光亮处逃生；③冒险跳楼逃生；④试图使用电梯逃生；⑤惊慌失措、大喊大叫；⑥盲目追随、丢失体力。

（李　贺　尹纯林）

4. 为什么在火灾中被烧伤后不宜强行脱去衣物

火灾现场，温度较高，在逃生的过程中很容易出现烧伤，在抢救烧伤伤员时，通常不需要脱去衣物，若确实需要脱去衣物也不能强行撕扯。因为在脱去衣物的过程中，烧伤部位与衣物发生粘连，强行撕扯可能会导致烧伤部位皮肤组织被撕下，造成感染且影响创面的愈合。

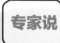

强行脱去被烧伤部位的衣物有哪些危害

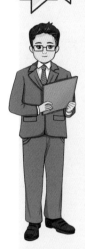

　　如果衣物覆盖的地方被烧伤，千万不要强行脱去衣物，这样可能将水疱皮撕脱或连带揭掉表皮，对皮肤造成二次伤害，严重影响烧伤创面的愈合。正确的做法是先用水、无菌碘伏等冲洗降温、润湿衣物，再小心地剪脱、剥离衣物。

脱去衣物后若发现皮肤出现水疱该怎么办

　　如果烧伤处形成水疱，一般不要弄破，以免影响创面愈合，导致留下瘢痕，小水疱内组织液常可以自行吸收。但若水疱较大或处在关节等容易破损的部位，则需要用消毒针扎破，放出水疱液。如果水疱已经破掉，则需要用消毒棉签或纱布蘸干水疱周围流出的液体，防止感染。创面采用纱布进行包扎，定期换药。

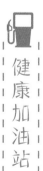

烧伤后如何判断衣物能否脱去

　　在脱衣物过程中应动作缓慢、轻柔，若发现衣物与皮肤粘连则不能强行脱去，可用无菌盐水或碘伏充分润湿后慢慢脱下。

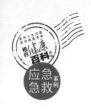

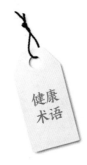

烧伤创面： 在热力、化学物质、放射线等作用下导致完整性被破坏、组织丢失和功能损害的皮肤创面。

（李 贺 尹纯林）

5. 什么情况下可以进火场救人

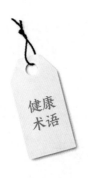

安全救援： 指在保证安全的前提下为帮助或拯救处于危险情况的人而进行的行动。

救人前，首先拨打"119"消防电话，报告火灾情况。迅速判断现场形势，火势较大、火场大楼有坍塌可能或毒烟弥漫火场时切勿冒险进入，应等待消防员前来援救。其次，进火场前将一根绳子沾湿后拴在腰间，另一端叫人固定在火场外；若自身迷失方向可以循原路返回，或自身被烟呛晕时，外面的人也可将自己拖离火场。用湿毛巾或手帕等捂住自身口鼻，防止被浓烟呛晕。如有毛毯或大衣，可沾湿后披在身上进入火场，防止烧伤；进入火场后，开门前先触摸门把手，如门把手温度较高，切勿开门进入。

进火场救人时应注意什么

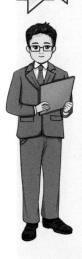

火场救人，是指消防人员使用各种器材装备和技战术方法，将火场上受火势围困或其他险情威胁的人员疏散、解救至安全区域，或通过改善受困人员生存环境避免伤亡发生的战斗行动。火场救人是一项艰巨、复杂、风险极高的工作。普通群众未配备专业设备、未经训练，不应进入火场救人。即便是"根据经验"判断"灾情不严重"，自我认为"可以进火场救人并安全返回"，也不可贸然进入火场。应尽快逃生，远离火灾区域。

消防人员进入火场救人的注意事项：首先，救护人员需要具有一定的火场经验，且身强力壮；其次，进入火场前应尽可能地掌握被困人员的基本情况，如人数、燃烧物、建筑结构及火场环境等，迅速制订救人方案；再次，要对火场防护器材及通信器材进行认真细致地检查，确保万无一失，并制订备选方案；最后，还要掌握在高温和浓烟区域救人的方法。在进入能见度极低的区域时，要佩戴隔绝式防毒面具顺承重墙壁或放绳索向前慢慢地摸索行走。在进入高温区救人时，要穿戴阻燃性能好的防护服，并由水枪跟随掩护。

关键词

高温　昏迷　伤害

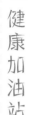

健康加油站

如何确定被困人员的位置

进火场前可以询问知情人，大致判断被困人员的位置。进火场后通过喊话、灯光、热感仪等方式和工具寻找被困人员；同时，细心观察现场的每一个角落，包括密闭空间、楼梯、隐秘位置等被困人员有可能避险的位置；此外，还要留意地面上的痕迹，如爬行痕迹、脚印等，这些都有可能指导搜救人员确定被困人员的位置。

救人时应具备哪些消防知识和技能

消防器材的使用；湿毛巾、湿床单等的使用；必要的医学知识，能够对伤员进行初步评估与救治。

（李　贺　尹纯林）

6. 为什么**不能返回火场取财物**

火灾是一种灾难性的事件，它会对人们的生命造成巨大伤害。火灾现场由于易燃可燃材料的燃烧，产生大量的烟雾和有毒气体，容易造成人员窒息死亡；另外，火灾现场的温度非常高，即便身体没有直接接触燃烧物，仍然会受到大量热辐射，可能会引起皮肤烧伤，而且长时间暴露在高温下会造成身体失水过多而导致中暑、晕厥等症状；除此以外，在火灾现场，人们往往变得惊慌失措，容易出现人群踩踏情况，对人的身体造成二次损伤。所以应该牢记火灾逃生的第一准则，那就是快速逃离，绝不因贪恋财物而返回火场。

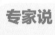

专家说

火场有哪些危险因素

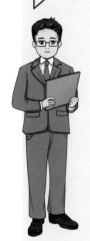

在火场中威胁到生命安全的危险因素主要为：高温、烟气毒害、爆炸、坍塌和踩踏。

返回火场需要承担法律责任吗

在火灾现场不听劝阻，执意返回火场取财、取物等行为如造成严重不良后果及社会影响，个人将承担相应的后果及法律责任。由于火灾现场存在有毒气体、高温烧伤、爆炸、坍塌等高危因素，因此，即使无须承担法律责任，也应在逃出火场后避免因任何理由再次返回火场。

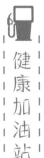

健康加油站

如何评估火灾现场环境是否安全

（1）评估火势和蔓延情况：在火灾现场，首先，对火势和蔓延情况进行初始评估。观察火源的大小和位置，了解火势的强弱。其次，观察火焰是否扩散到

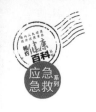

周围区域，是否出现明火扩大的趋势。此外，还要关注被燃烧物的类型和数量，这将有助于判断火势的危险程度。

（2）在评估完火势和蔓延情况后，需要确认应急疏散路线：在火灾现场设置指示牌，明确指示人员前往安全出口的方向。同时，要确保疏散通道畅通无阻，不得存在堆放杂物或其他障碍物的情况。此外，还要注意疏散通道的宽度是否足够，以确保人员能够迅速有序地疏散。

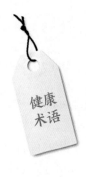

逃生时间窗：在时间或空间上失去控制的燃烧被定义为火灾，火灾的发展具有阶段性，在发展到轰燃（空间内所有可燃物的表面全部卷入燃烧）的瞬间之前，是有极大可能逃生的。从火灾发生到轰燃现象出现的瞬间，其间的时间段就是火灾的逃生时间窗。火灾逃生是争分夺秒的，其最佳逃生时间段为 90 秒以内，民用住宅是 2~3 分钟，高层建筑是 5~6 分钟。

（李　贺　尹纯林）

7. 公共场所的哪些设施是为火灾逃生而设计的

公共场所的消防安全疏散逃生设施是我们日常生活和工作中非常重要的一部分，在发生火灾时可有效保障自身和他人的安全。

公共场所火灾应对设施有哪些

干粉灭火器、消防栓、消防水带、安全出口指示牌、消防疏散指示灯烟雾探测器、温度感受器、自动喷淋系统、应急照明灯、消防疏散通道、防烟楼梯、防火门、应急广播等。

健康加油站

安全出口包括哪些

安全出口一般是建筑物内部的设施，用于在紧急情况下迅速、安全地将人员从建筑物中疏散出去。包括疏散门、疏散楼梯、疏散走道，需在平常时保持畅通。

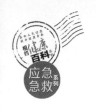

在公共场所如何留意为火灾逃生
而设计的公共设施

进入公共场所时，为了确保在火灾等紧急情况下能够安全逃生，应该注意观察以下几个部位。

（1）安全出口位置：确保了解安全出口的位置，包括门的位置、开启方式，以及通向何处。

（2）疏散通道楼梯：观察疏散通道楼梯的位置，以及通向何处。

（3）进出口位置：注意观察公共场所的进出口位置，包括门的位置、开启方式，以及是否有障碍物。

（4）留意消防设施：如灭火器、消防栓等。在火灾发生时，这些设施可以帮助控制火势，为逃生创造更多时间。

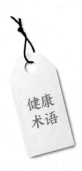

消防疏散指示灯： 适用于消防应急照明，是消防应急中最为普遍的一种照明工具，应急时间长、亮度高，具有断电自动应急功能。消防疏散指示灯选用工业塑料和高亮度的灯泡制成，颜色以白色为主，表面有两个箭头，具有耗电小、亮度高、使用寿命长、材料不易老化、散热快、抗冲击等特点。

（李　贺　尹纯林）

8. 火灾中**被浓烟呛到**该怎么办

火灾中被浓烟呛到，需要尽快转移到空旷、通风的户外环境，呼吸新鲜空气，并且在转移过程中将湿毛巾对折3次后捂住口鼻，尽量避免吸入过量浓烟，否则容易引起一氧化碳中毒。如果转移到户外后，有人出现昏迷，需要及时解开其衣领和裤腰部位，保持呼吸道通畅；如出现呼吸心跳停止，则需对其进行胸外按压和人工呼吸，并及时拨打"120"，请求医疗支援。

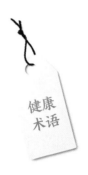

健康术语

一氧化碳中毒：含碳物质燃烧不完全时的产物经呼吸道吸入引起中毒，其中毒机制是一氧化碳与血红蛋白的亲和力比氧与血红蛋白的亲和力高200~300倍，所以一氧化碳极易与血红蛋白结合，形成碳氧血红蛋白，使血红蛋白丧失携氧的能力和作用，造成组织窒息。其对全身的组织细胞均有毒性作用，尤其对大脑皮质的影响最为严重。

关键词

脱离环境 湿毛巾

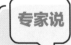 **专家说**

如何迅速脱离浓烟环境

（1）在烟雾浓重的火灾现场切勿大喊大叫，会因此吸入更多的有毒浓烟和灰尘。

（2）被浓烟围困时应该尽快将湿毛巾、湿手帕等作为防毒面具使用，抓紧时间俯身脱险，快速通过危

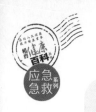

险区；如浓烟稠密，则应尽量降低姿势或匍匐在地，头部尽量贴近地面。

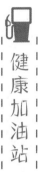

身处浓烟中如何自救

大量喷水，降低烟的温度和密度，抑制浓烟蔓延速度；用湿毛巾或布捂住口鼻，减少烟气的吸入，关闭或封住与着火房间相通的门窗，减少浓烟的进入；若烟不浓，可俯下身子行走，若烟浓，须匍匐行走，在贴近地面 30 厘米的空气层中，烟雾较为稀薄；戴上简易防护面罩。

身处房间中如何隔离浓烟

浓烟是火灾中导致人们死亡的最大危险因素，而浓烟致人死亡的主要原因是一氧化碳中毒，因此，身处房间中应第一时间关紧与燃烧处相通的门窗，接着用浸湿的衣服、被子塞住门窗的缝隙以阻隔浓烟。

（李　贺　尹纯林）

9. 火灾中被**烫伤或者烧伤**该怎么办

关键词

冷却 清洁 烧伤 烫伤

如果在火灾中被烫伤或烧伤，要迅速将受伤部位浸泡于冷水中，或以流动的自来水冲洗，以快速降低皮肤表面温度。其次，经过冷却冲洗、疼痛感觉减轻后，再小心除去衣物，必要时可以用剪刀剪开衣服，或暂时保留粘住部分，尽量避免将水疱弄破。最后用干净床单或布、纱布等覆盖受伤部位，包扎好送医院进一步治疗。

专家说

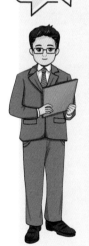

火灾中造成烧伤或烫伤的原因有哪些

在火灾中，直接接触燃烧火焰被灼烧是一种常见的伤害方式。当人体接触到高温的火焰或正在燃烧的物体时，会造成严重的烧伤，这些烧伤可能会导致皮肤和组织的损伤；除此以外，燃烧过程释放大量的热能，对周围空气和物体都进行了剧烈的加热，即使尚未发生燃烧，一旦人体体表接触了这些高温物体，也极有可能造成烫伤。另外，烟雾和有毒气体也会导致呼吸道和皮肤的烧伤。因此，在火灾中，要尽可能避免接触火焰、热气、烟雾和有毒气体。

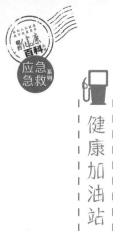

烧伤、烫伤患者的自救措施有哪些

（1）迅速脱离热源：当被火焰烧伤后应迅速离开火源，尽快脱去燃着衣服，尤其化纤的衣料，不仅易燃，且与皮肤紧贴，使烧伤加深、加重。

（2）灭火：迅速至水龙头下把火浇灭，或跳进附近水池、水沟中灭火。

（3）迅速卧倒：自己身上着火，千万不要奔跑求救，因为跑起来火会更大，站着也是不利于灭火的，应迅速卧倒，慢慢在地上滚动，以压灭火焰。

（4）冷疗：对于烧伤部位，应当立即用自来水进行冲洗，或浸泡在干净的冷水中不少于 20 分钟或直至创面疼痛充分缓解，如果发生烧伤的部位不方便进行浸泡，那么可以采用冷敷的方法减轻自己身体的疼痛。冷疗后的创面勿涂有颜色的药物或油脂，以免影响医生对创面深浅度的判断。创面应用清洁的纱布或单子包裹后至医院就诊。

（李 贺 尹纯林）

10. 火灾中如何**帮助**已经昏迷的同伴

对于火灾中处于昏迷的人员，要用背、抱、抬的方法把他们抢救出来。需要穿过烟火封锁区时，可用湿衣服、湿被褥等将被救者和救援者的头脸部及身体遮盖起来，并用雾状水枪掩护，防止被火焰或热气烧伤。将昏迷的患者转移出火场后，即刻寻找一处通风、安全地点，解开伤者上衣，暴露胸部，松开腰带，以利于散热；同时将耳贴近伤者口鼻并观察胸部是否起伏、触摸颈动脉是否搏动，以此判断呼吸心跳是否停止。如呼吸心跳停止，则立即予以心肺复苏，并呼叫"120"，寻求医疗支援。

专家说

如何判断同伴是否昏迷

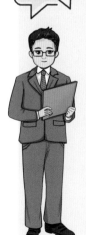

确定同伴是否昏迷时，首先判断其呼吸心跳是否存在。其次是观察他们的意识水平和反应能力来判断是否处于昏迷状态，最直接的方法是给予同伴一定的刺激，如反复轻拍患者同时呼唤其名，如果患者无反应，同时有呼吸心跳，就可以作出昏迷的判断。

火灾中昏迷的原因有哪些

一氧化碳中毒、大量有毒有害气体吸入、呼吸性碱中毒、休克、电解质紊乱等。

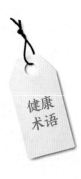

健康加油站

应该如何摆放昏迷患者的体位

昏迷患者可采取侧卧位，有利于保持呼吸道通畅，头偏向一侧，便于口腔内分泌物的流出，避免误吸。

昏迷：是完全意识丧失的一种类型，是临床上的危重症。主要表现为完全意识丧失，随意运动消失，对外界刺激的反应迟钝或丧失，但患者还有呼吸和心跳。

（李 贺 尹纯林）

交通事故

11. 发生**交通事故**后如何**求救**

关键词

交通事故 求救

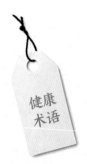

健康术语

"120"：为全国统一急救电话，面对紧急疾病或伤害，公众可请求医疗支援。该服务涵盖现场抢救、转运中救治及预约医院救治，旨在赢取救治"黄金时间"，提高生存率。

日常生活中，交通事故频发，通常导致高能量损伤，伤势严重且变化迅速，紧急救援窗口期短，因此及时求救对保障伤者生命安全、事故处理至关重要。交通事故后，重伤者存活时间有限，随时间推移死亡风险增加，故及时救治至关重要。

求救包括拨打紧急电话（如"110""120"），向外界通报事故细节，如地点、车辆、伤者状况等，以快速获得救援。

专家说

发生交通事故后如何求救

在求救行动中要保持镇定，切忌惊慌失措，应迅速评估伤情与环境，避免发生二次受伤，要根据具体情况进行判断，看看能否自行求救，如果不行，可以尝试向其他乘客或路人寻求帮助。

车内成员应首先自查伤势，若有外伤或疼痛，应立即联系紧急救援，并提供详尽的事故信息：地点、车辆详情、伤者情况。

作为驾驶员，需确保现场安全，如车辆起火，使用衣物遮口鼻防吸入烟雾；油泄漏时，迅速疏散人群并告知救援团队。在救援到达前，进行基础急救处理，如止血、包扎，并协助搬运伤者。同时，应配合警方和救援人员进行事故调查，确保有效处理。

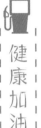

健康加油站

拨打电话求救时应提供哪些信息

在遭遇交通事故后，紧急拨打"120"或"110"寻求医疗援助至关重要。紧急电话求助时，需明确告知事故具体地点（如交叉路口、标志建筑）、事故类型及严重程度［轻微或严重车祸、起火与否、涉及车辆及人员信息（车牌、车型、受伤人数及伤情）］、其他紧急信息（如危险品泄漏、道路封闭需求）。此外，向消防部门（"119"）或公安机关（"122"）报告，对快速定位、评估伤情、紧急救援部署及现场安全管理至关重要。保持通信畅通，详细而冷静地提供必要信息，有助于优化救援效率，确保伤者得到及时有效救治。

（赵东楚　张连阳）

12. 为什么**不能和公交车司机聊天**

在城市交通密集环境中，公交车是重要的出行方式。公交车司机须保持极高专注度，其驾驶行为直接影响乘客及路上行人车辆的安全。司机分心行为增加驾驶风险，交谈等干扰可能降低司机警觉性，导致其错判情况，危及交通安全。

2017 年，交通运输部颁布的《城市公共汽车和电车客运管理规定》指出，司机驾驶时禁止与乘客进行不必要交流，要集中注意力于驾驶，减少安全隐患。故建议乘客乘车时保持安静，不与司机交谈，既保护个人安全，也维护公共交通秩序。

为什么和司机聊天可威胁驾驶安全

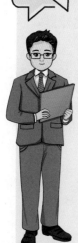

驾驶员专注是行车安全的核心。与司机聊天可分散其注意力、干扰其判断力和反应速度，影响驾驶操作的协调和准确性，增加事故风险。交谈可能导致司机情绪波动或产生心理压力，进一步威胁驾驶安全。因此，让司机保持专注，避免不必要的交流，对确保公路交通安全至关重要。

乘客哪些行为属于违反交通规则的危险行为

除与公交车司机聊天，乘客违反交通规则的危险行为还包括：干扰司机操作（如拉扯司机、抢夺方向盘）、违反乘车规定（不系安全带、禁烟区吸烟）、过站要求停车或非指定地点上下车。这些行为不仅危及驾驶安全，还可能导致交通秩序混乱，增加事故风险。乘客应遵守交通规则，保障公共交通安全。

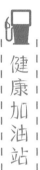

健康加油站

能否通过监测生命体征来
保证驾驶员的身心健康

监测驾驶员生命体征可评估其身心健康。紧张、焦虑、疲劳可通过眼球运动、心电图、面部表情、肌肉活动、手振动、血压波动、心率增加、皮肤电阻变化、呼吸频率和大脑活动等反应预测。实时收集生命体征数据，利用人工智能技术进行行为和生理评估，车队管理部门可通过监测采取保护措施，主动确保驾驶安全，预防事故。

（赵东楚　张连阳）

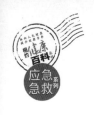

13. 儿童如何避免道路交通事故

城市化进程加快导致人口、车辆增加，但也带来了拥堵、安全隐患，尤其是在儿童密集区。

儿童的认知能力，尤其是对抽象的交通规则、交通标志的理解能力尚未完全成熟。同时儿童行动敏捷且不稳定性强，很可能因为情绪激动而忘记交通规则，例如：在生气、玩耍时突然冲出马路。家长和学校应通过交通安全教育，提高儿童安全意识，减少事故风险。家长应树立榜样，实践并解释安全规则；学校应开设交通安全课程，教授自救求救技能。

专家说

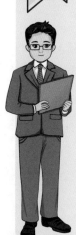

儿童如何避免道路交通事故

家长和学校需教育儿童遵守交通规则，如红灯停、绿灯行，通过绘本、动画等方式增强理解。家长应树立榜样，教育儿童观察交通、正确过马路。使用安全座椅，根据儿童的年龄、体重选型，确保安装于后座，避免副驾驶位置，以减少事故风险。教育儿童在车内不玩耍乱动，保证驾驶安全。

为什么说儿童是交通事故中最脆弱的受害者

首先，儿童由于身高体重较成人低，且骨骼内脏未完全发育成熟，在交通事故中易发生骨折、关节脱位。头部较大使颅骨难以缓冲冲击，易凹陷或发生粉碎性骨折。其次，事故对儿童易造成严重心理创伤，可能导致恐惧、焦虑，面临创伤后应激障碍（PTSD）风险，回忆事故情景，需家长和医生的关注并及时干预。

什么是 A 柱盲区，为何它会增加儿童交通事故的风险

　　A 柱作为车辆的固定结构，常遮挡低矮物体，形成盲区，特别是转弯或进弯道时，驾驶员难以察觉 A 柱盲区内的儿童，增加碰撞风险。此盲区亦影响对车辆前方视线的观察，驾驶员可能错过突然出现的儿童，导致安全隐患。

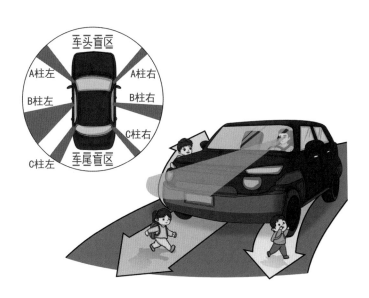

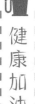

健康加油站

遇到危险情况时，儿童需要参加救援吗

面对危险，应优先联系专业救援人员。由于儿童缺少应对紧急情况的知识技能，可能增加救援风险，因此不提倡儿童参加救援。同时，家长及社会需加强对儿童的安全意识和自救技能教育，培养其基本的自保能力，确保紧急情况下能采取恰当自救措施。

（赵东楚　张连阳）

关键词

老人出行　事故预防

14. 老人如何避免道路交通事故

随着人口老龄化的加剧，老年人已成为社会的重要组成部分。然而，随着年龄的增长，老年人的认知能力、平衡和协调能力、对交通状况的判断和反应速度逐渐下降，使他们更容易受到交通事故的伤害。

专家说

老人如何避免道路交通事故

老年人步行外出时应该遵守交通规则，不随意穿越马路，不在马路上随意行走。

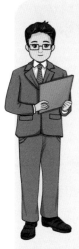

若老年人使用自行车或电动车出行，应穿戴适当的防护装备，如头盔、护肘、护膝等。若驾驶机动车辆，老年人应保持冷静，不疲劳驾驶，适时休息，保证精力充沛；合理使用辅助设备，如视力不佳可以配戴眼镜或夜间驾驶镜；还应注意药物副作用，避免因为药物影响驾驶能力。此外，老年人应保持注意力集中，避免分心驾驶，若车程较长，应适时休息。在可能的情况下，老年人应优先考虑使用公共交通工具，减少独自驾车出行的风险。

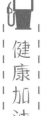

健康加油站

衣着有助于避免道路交通事故吗

合适的衣着在一定程度上可以提高行人的可见度，降低道路交通事故的风险。老年人出行应尽可能选择颜色鲜艳、带有反光条或有反光面的衣物，以增加在路上的可见度。此外，老年人还应穿舒适、合身的衣服，避免紧身或过于复杂的衣服，以便于行动和活动。

家属应如何劝阻老年人的危险道路交通行为

家属应关注老年人的出行安全，针对潜在危险行为采取措施，包括详细解释安全过马路、骑车注意事项，利用图片、视频或演示传达信息。面对严重认知障碍或有健康问题的老年人，需寻求专业医疗护理支持。

（赵东楚 张连阳）

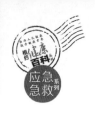

15. 发生道路交通事故
时该怎么办

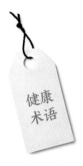

健康术语

急救白金十分钟： 是指在心跳、呼吸骤停等紧急事件发生后最初的十分钟。急救白金十分钟是急救的关键时间，在这个时间段内开始进行心肺复苏可以提高抢救成功率。

在现代社会，随着交通网络的快速发展和车辆数量的急剧增加，交通事故成为我们不得不面对的现实问题。每当我们走在繁华的街道上，或是驾驶在宽广的道路上，安全的隐患总是伴随着我们。如何在发生交通事故时有效进行现场处理，成为一个亟须解决的社会话题。

专家说

发生道路交通事故时应采取哪些措施

发生道路交通事故时应立即停车并设置警示标志，避免二次事故的发生。在停车后，应迅速在车辆后方放置警示牌或开启危险报警闪光灯，提醒其他车辆注意避让。同时，检查事故中的伤者情况，并寻求医疗救助。如果有人受伤，应立即拨打急救电话，并尽可能采取现场急救措施。在等待医疗救助人员到场的过程中，应密切关注伤者状况，确保他们得到及时救治。同时，还要注意自身安全，避免受到二次伤害。

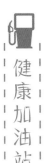

此外，应尽可能多地记录事故现场的信息，包括事故发生的时间、地点、天气情况、道路状况、车辆信息等。如果有目击者，也要记录他们的联系方式。在确保伤员得到妥善处理后，联系保险公司和交管部门报告事故情况，并提供尽可能详细的事故现场信息。保险公司和交管部门的专业人员会根据事故情况进行处理和调解，为后续的事故处理提供指导和支持。

在救护车到来之前应该采取哪些急救措施

在等待救护车期间，对伤者进行初步检查：意识、呼吸、脉搏等生命体征。无意识、呼吸或心跳停止者，立即实施心肺复苏，包括胸外按压及人工呼吸。明显出血应用干净布料或绷带直接压迫止血，保持呼吸道畅通，清除口鼻异物。骨折或脱位，避免移动伤肢，可用夹板固定。记录伤者基本信息及急救措施，帮助医护人员了解情况。

健康加油站

发生交通事故后能移动伤员吗

等待救护车期间，应避免移动伤员，除非必要。必要时，协助救援人员正确搬运伤者至医院，注意保持适当姿势以防加剧伤势。骨折或脱位应使用夹板或绷带固定，减轻痛感，防止进一步损伤。遵从救援人员指导，不随意移动伤者。保护事故现场，为调查处理留存证据。

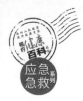

健康
云课堂

创伤不是意外

（赵东楚　张连阳）

16. 为什么在
轨道交通站台
等待时应站在黄线以外

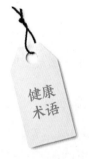

健康
术语

坠落伤：是指人体从高处以自由落体运动坠落，与地面或某种物体碰撞发生的损伤。造成的损伤范围较广，重者可形成骨折、内脏损伤甚至面临死亡等风险。

由于轨道交通列车速度较快，在列车抵达站台时，会带动大量气流运动，形成低压强区域，如果站在安全标线以内，往往会因为压强差的关系被气流带动而失去平衡跌倒，导致跌落站台，甚至被列车撞击。

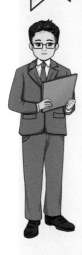

专家说

为什么要设立安全标线

　　轨道交通发展初期并没有设立安全标线，但随着列车运行速度的不断提高，轨道交通安全事故频发，人们逐渐认识到在列车进站时，与列车保持一定距离才能保证站台乘客的安全，于是开始设立安全标线，以标识安全范围，提醒乘客远离危险区域，避免健康损害。

高速铁路站台内的安全标线是什么样的

　　我国《铁路技术管理规程》中规定：在旅客列车停靠的高站台，距离站台边缘 1 000 毫米距离上应当设置安全标线。外侧应当设立等长的提示盲道。

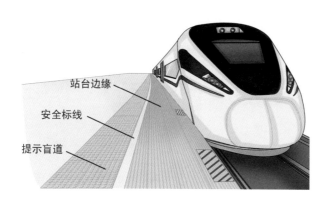

站台边缘

安全标线

提示盲道

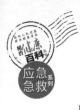

健康加油站

在轨道交通站台等待时的注意事项有哪些

①来到站台后，站在安全标线外两旁，不在站台上奔跑嬉戏。②待列车进站停稳后，下车完毕，方可上车。③站台门灯闪、铃响时，请勿抢上抢下。

站在安全标线内会造成哪些健康损害

①跌落站台，旅客列车站台往往高度较高，而且列车轨道面往往为铁轨、道砟等硬质物体，会造成严重的坠落伤；②列车与站台的缝隙往往较小，失去平衡后，肢体可能会卡入缝隙内，造成挤压，进而对健康造成损害。

（张　毅　张连阳）

17. 被**困在轨道交通列车里**时如何自救、互救

在乘坐轨道交通列车时，如果因大停电、设备故障等事故导致列车停止运行，人员被困车内时，我们应该保持冷静，利用列车内求生装置积极地进行自救工作，寻求列车运营人员帮助，在运营人员指挥下进行有序互救及疏散工作。

专家说

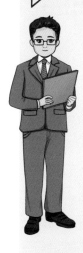

被困在轨道交通列车里时该如何自救

（1）远离危险区域：如果列车发生火灾或其他危险事故，尽量远离起火点、故障区域、车厢连接处等。

（2）正确处理受伤情况：如果在事故中受伤，应采取正确方法进行处理，如出血时，采取压迫止血法等措施。

被困在轨道交通列车里时该如何互救

我们应当尽可能相互帮助，分享救生资源，一起寻找逃生方法，群策群力，避免惊慌失措，共同应对紧急情况。

在等待救援过程中，哪些行为不可取

（1）过度惊慌：保持冷静和理智对于有效地生存至关重要。

（2）擅自行动：等待专业的救援人员到来，遵循他们的指示是更为明智的选择。

（3）擅自离开车厢：车厢可能是你的安全避难所，可以保护你免受进一步的伤害。

健康加油站

列车内有哪些求生装置

①紧急通话装置，是用于联系运营人员呼救的装置；②紧急解锁装置，是紧急情况下打开车厢门的装置；③安全锤，紧急情况下用于敲碎车窗玻璃。

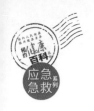

为什么不能随意操作紧急开门装置

如在正常行车情况下使用紧急开门装置，列车会发生紧急制动，可能导致乘客不小心跌落到轨行区，这是相当危险的。

什么是区间疏散，有哪些方式

区间疏散是当载客列车在区间遇到紧急情况无法继续运行时，乘客从车上疏散到站台或地面的一种方式，主要包括三种：①疏散梯：乘客通过放下的疏散梯即可下到轨行区步行到站台上。②疏散平台：疏散平台标高与列车地板齐平，乘客可通过疏散平台疏散撤离。③其他方式：借助消防云梯、救生气垫等进行联合救援疏散。

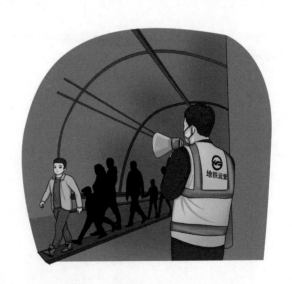

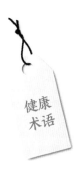

健康术语

压迫止血法： 是指在各种外伤、骨折、动脉血管破裂等原因引起大量出血的情况下，用力按住出血部位或血管破裂上方，以起到止血效果的方法。

（张　毅　张连阳）

18. 自己或别人
掉下站台时应该怎么办

旅客在自己或别人掉下站台后，应当立即大声向站台工作人员呼救，工作人员将采取调度列车、停电等措施救助，切忌盲目爬上站台，以免发生触电事故，更不可盲目跳下站台施救。

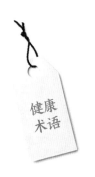

健康术语

撞击伤： 是指车辆在行驶过程中与行人碰撞所导致的损伤。撞击损伤因撞击速度的不同而不同，表现为挫伤、骨折、内脏损伤，甚至死亡等。

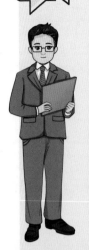

如果掉下站台可能造成哪些健康损害

①坠落伤，掉下站台后，人体与硬质轨面碰撞，会造成骨折、脏器受伤等情况；②电击伤，轨面结构复杂，设备多样，且有多种供电线路分布其上，掉落站台后往往因惊慌失措，误触电线，造成电击伤害；③撞击伤，掉下站台后，如遇来往列车，躲避不及，可能会被列车撞击，造成伤害，甚至危及生命。

轨道交通站台一般有多高

对于铁路而言，根据我国《铁路技术管理规程》，我国各地旅客站台多为高站台，高度一般为 1 250 毫米。关于地铁，我国《地铁车辆运营技术规范（试行）》中指出站台高度约为 1 100 毫米。

如何避免掉下站台

①遵守轨道交通相关安全管理规定，听从工作人员指导，避免危险行为；②如发现物品掉落站台内，不要自己跳下站台捡拾，应当寻求工作人员帮助；③不要抢进抢出，避免绊倒，卡入站台与车辆缝隙之间。

掉下站台后为何会有触电风险

我国目前轨道交通主要由架空接触网和第三轨方式供电，前者一般无触电风险，而后者因为供电轨一般在轨道侧面，在紧急情况下，人员往往惊慌失措，存在触电风险。

掉下站台后为何不能平躺在轨道中间

机车与铁轨之间的距离往往很小，机车底部与枕石之间的高度难以容纳人员平躺，即便能够容纳人员，也存在刮擦机车底部的情况，易造成进一步损害。

（张　毅　张连阳）

关键词

列车事故　安全　自救

19. 发生**列车事故**时如何**躲避伤害**

与道路事故相比，列车事故的发生数相对较少，但其造成的损失和影响远超其他道路机动车事故。发生列车事故时我们应当及时发现征兆，积极采取远离危险位置、保持避险姿势等自救措施并利用好列车上的应急设备。

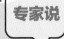专家说

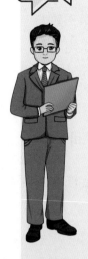

发生列车事故时如何避免伤害

（1）保持冷静：及时发现事故征兆，听从广播指引，采取措施以避免伤害。

（2）远离危险位置：立即远离车厢连接处及门窗旁边等危险位置。

（3）保持避险姿势：上身尽量向前倾，胸部紧靠膝盖，双手置于头顶，手掌重叠在一起，前臂贴在脸颊上。

发生列车事故时哪些位置更危险

（1）车厢连接处：它们是列车断开的地方，容易受到撞击和分离。

（2）门窗旁边：门窗处往往会因为撞击等情况导致被损坏。

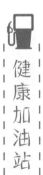

健康加油站

列车事故主要有哪些原因

（1）人为因素：如人为破坏铁路路基、铁轨、接触网，人员误操作造成的列车相撞等。

（2）车辆因素：如列车出轨、停电、电气故障造成的火灾等。

（3）环境因素：地质灾害，如塌方、泥石流；气象灾害，如暴雪、洪水等。

列车事故发生前有哪些预兆

列车出轨的征兆是紧急的刹车、剧烈的晃动，要充分利用这一宝贵的时间来紧急避险，避免受到事故的伤害。

列车事故会造成哪些生命健康损伤

（1）躯体损伤：乘客可能因撞击、摔跌或挤压等受到不同程度的躯体伤害。这些伤害可能包括骨折、内脏损伤、撕裂伤、烧伤以及其他严重的身体创伤。特别是当列车脱轨、相撞或发生其他严重事故时，乘客可能面临生命威胁。

（2）心理损伤：乘客可能经历恐惧、焦虑、抑郁、失眠等心理问题，严重的列车事故发生时，可能造成创伤后应激障碍。

（张　毅　张连阳）

20. 为什么飞机上不能吸烟

起初在飞机上是允许吸烟的。随着不断有乘客抱怨飞机上的空气浑浊，而且不幸的是因为未熄灭的烟头引发了一起严重的空难，人

们意识到在飞机上吸烟十分不安全。随后，各国陆续禁止在飞机上吸烟，到 2000 年，世界上几乎所有航空公司都已经禁止在飞机上吸烟。

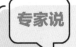

吸烟产生的烟雾对飞行安全有什么潜在危害

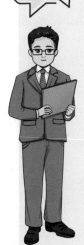

首先，飞机里环境密闭，吸烟会危害同行乘客的健康。其次，飞机客舱内装有烟雾警报系统，吸烟时产生的烟雾会造成系统报警，影响飞机正常飞行。最后，在机舱吸烟易引发火灾，严重危害飞行安全。

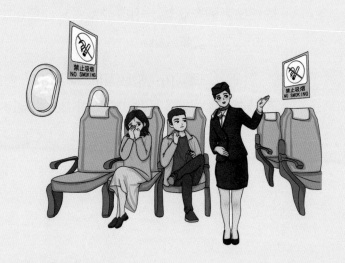

可以在飞机上吸电子烟吗

在飞机上，电子烟也是禁止使用的。电子烟使用的是锂电池，存在电池爆炸、烟液渗漏等安全风险，一旦发生自燃起火等情况，将严重威胁飞行安全。《中国民用航空局公安局 关于维护民用航空秩序保障航空运输安全的通告》中相关规定明确表示，"吸烟（含电子烟）"为航空器内禁止的行为之一。

乘飞机时烟瘾发作该怎么办

（1）深呼吸：通过深呼吸来放松身体，缓解紧张和焦虑。

（2）转移注意力：尝试做一些让自己感兴趣的事情，如听音乐、看电影、看书等，以分散注意力。

（3）喝水：多喝水可以缓解喉咙的不适感。

（4）嚼口香糖：嚼口香糖可以模拟吸烟的动作，帮助缓解烟瘾。

怎样避免烟瘾发作

可以采用尼古丁替代疗法。尼古丁替代疗法使用低剂量药用尼古丁替代烟草中的尼古丁，用渐进减量的方式有效帮助吸烟者摆脱对香烟的依赖，减弱戒断症状。慢慢地，烟瘾逐渐降低直至消失，使吸烟者轻松达到脱"瘾"的目的。

（张连阳　刘　畅）

21. 为什么**飞机起降过程**中**不能使用电子通信设备**

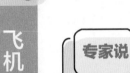

飞机上的电子通信设备会干扰通信、导航和操纵系统，尤其在起降时干扰更大，即使微小的航向偏离也可能导致严重后果，是威胁飞行安全的重大隐患。

专家说

航空法规对于飞机起降过程中使用电子通信设备有何规定

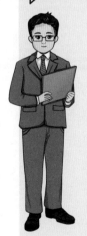

2018 年，《机上便携式电子设备（PED）使用评估指南》规定：小型电子设备（PED），如智能手机、平板电脑等（尺寸之和小于31cm）在巡航阶段可开启飞行模式使用；大型 PED，如便携式电脑在关键飞行阶段禁用。不具备飞行模式的移动电话、移动 Wi-Fi 等设备全程禁止使用，以确保飞行安全。

电子通信设备对飞行安全有何影响

电子通信设备的信号可能干扰飞机起降时的控制系统和导航系统，与地面通信混淆，导致位置误判和紧急联系受阻。为确保飞行安全，乘客需关闭通信设备，防止信号干扰带来的安全风险。

为什么使用电子通信设备可能对飞机的导航和通信系统产生干扰

电子通信设备可能干扰飞机导航和通信系统，原因有二：一是其发射的无线电波可能与机场地面信号冲突，造成通信混乱；二是设备产生的电磁场可能干扰地面电子设备，导致故障。为确保飞行安全，需谨慎使用电子通信设备。

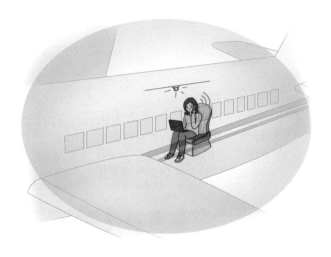

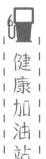

健康加油站

长时间使用电子通信设备会引起哪些健康问题

视力受损：长时间盯着电子屏幕可能导致眼部疲劳、视力模糊，甚至可能引发近视、散光等视力问题。颈肩腰背疼痛：使用电子通信设备时，人们往往保持低头、弯腰等不良姿势，这容易引发疼痛、僵硬等不适症状，甚至引发颈椎病、腰椎间盘突出等严重疾病。此外，长时间使用电子通信设备还可能导致睡眠质量下降、心理健康出现问题。

如何避免长时间使用电子通信设备带来的健康问题

控制使用时间：避免长时间连续使用电子通信设备，定期休息并做些眼部和身体的锻炼。保持正确姿势：使用电子通信设备时，尽量保持正确的坐姿和头部姿势，避免长时间低头或弯腰。尤其是未成年人，监护人应加强监督与引导。

（张连阳　刘　畅）

22. 在飞机上的哪些行为属于**违法行为**甚至会被**追究刑事责任**

《中华人民共和国民用航空法》《中华人民共和国民用航空安全保卫条例》等法律、行政法规明确规定："在禁烟区吸烟""抢占座位、行李舱（架）""打架、酗酒、寻衅滋事""盗窃、故意损坏或者擅自移动救生物品和设备""危及飞行安全和扰乱航空器内秩序的其他行为"，属于违法行为。对飞行中的民用航空器上的人员使用暴力，危及飞行安全的；对故意损毁、移动使用中的航行设施，危及飞行安全，足以使民用航空器发生坠落、毁坏等危险的行为，依照刑法有关规定追究刑事责任。

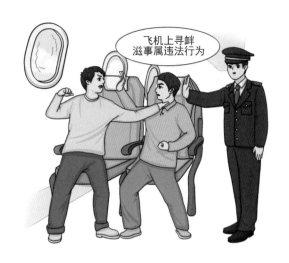

飞机上寻衅
滋事属违法行为

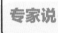 **专家说**

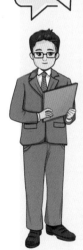

飞机上的违法行为会面临怎样的惩罚

《中华人民共和国治安管理处罚法》规定，在飞机上的各类违法行为视情节严重程度及类型将面临警告、罚款和最高 15 日的拘留。构成刑事犯罪的视情节，最低处 5 年以下有期徒刑，最高处 10 年以上有期徒刑、无期徒刑或者死刑。

旅客应怎样避免引发违法行为

应遵守相关的法律法规和航空公司的规定，以避免引发违法行为。以下是一些建议：了解航空公司的有关规定、尊重他人、保持冷静和理智、遵守安全规定。

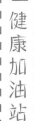

关键词

轮船　碰撞事故　自救

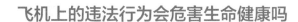

飞机上的违法行为会危害生命健康吗

答案是肯定的。首先，例如在飞机上打架斗殴可能直接对其他乘客或机组人员造成身体伤害，殴打、推搡等行为可能导致受害者受伤甚至残疾。其次，这种行为可能引发恐慌和混乱，导致乘客和机组人员情绪紧张，甚至可能引发惊恐症等心理问题。此外，还可能干扰飞机的正常飞行和安全操作，增加飞行事故的发生风险，从而威胁到全体乘客和机组人员的生命安全。

（张连阳　刘　畅）

23. 发生**轮船撞击**时如何**避险自救**

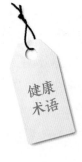

健康术语

避险姿势：是指在进行某些活动或面对危险时所采取的特定姿势，目的是降低受伤风险。采用避险姿势可以在撞击过程中保持与固定物体的相对静止，从而起到保护的作用。

若船舶相撞在即，乘客须迅速远离碰撞点，避免挤压伤害，并紧抓固定物防摔伤。遇到紧急情况时，遵从船员指挥，穿好救生衣弃船逃生。听到沉船警报（7短1长笛声），按船舱紧急疏散图指示方向逃离，并远离出事船只，以防卷入漩涡。

撞击不可避免时应该怎么办

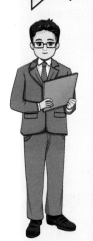

保持冷静、遵循指示和命令。正确穿戴救生设备，找到最近的逃生通道，尽量避免拥挤和挤压，逃生时保持队伍有序。如果不得不跳入水中，应尽可能寻找漂浮物，如救生圈、木板等，以增加自身的浮力并保持体力。最后，尽可能地寻求他人帮助。

如何避免船体撞击瞬间受伤

为避免船体撞击时受伤，应保持警惕并采取预防措施。遇撞击时，立即蹲下或坐下以维持身体平衡，同时远离船舶边缘、高处等潜在危险区。务必用双手护住头颈，防止被飞溅物击伤。若周围有固定物如扶手、栏杆，应紧抓不放以保持身体稳定。这些措施有助于降低撞击瞬间的伤害风险。

撞击后可以采取哪些紧急措施避免进一步的危险

迅速离开碰撞处，做好固定防摔，找到救生衣并正确穿戴好，注意看船上的逃生通道，赶往甲板集合点。如果沉船慢，可耐心等待救援或等待乘救生艇；如果沉船快，则做好弃船逃生的准备。

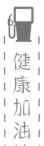

健康加油站

如何向救援人员发出求救信号

海上遇险时，可利用船载通信设备发"SOS"求救信号，拨打"12395"（全国统一水上遇险求救电话）求助，或用反射镜、燃料、信号弹、燃烧物等方式发

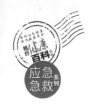

出求救信号。

在等待救援时可以采取哪些自救措施

等待救援时须冷静、听从指挥，不乱跑以确保船体稳定；保持通信畅通、与救援人员联系，并备好救生衣以备逃生。若落水，应保持漂浮、保持体温，耐心等待救援。

撞击后如何自救互救

遭遇撞击时，务必听从指挥，迅速撤离至安全处或有序乘救生艇撤离。若需跳船，应捂口鼻、并拢腿、脚先下水，保持镇静，借助救生衣浮力浮出水面，呈"HELP"姿势或"HUDDLE"姿势。

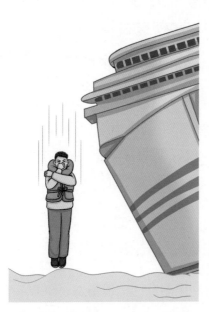
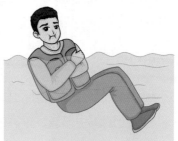
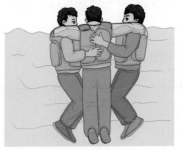

（张连阳　刘　畅）

24. **船体进水**应该怎么办

乘客发现船体进水或接到船体进水的通知后，首先要保持冷静，迅速正确穿戴好救生衣，听从船长指挥有序撤离，在时间允许的情况下带上额外的救生物品，如防水装备和保暖衣物。不要留在船舱内，尽快撤到顶层甲板。到达甲板后，切忌慌乱逃窜加剧船体的不稳定性，听从船员指挥，做好弃船逃生的准备。

关键词

船舶　进水　水上逃生

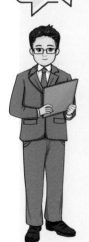

专家说

如何判断船体是否会沉没或翻覆

综合考量船舶是否会沉没或翻覆，需注意撞击的严重程度和位置，船体是否出现倾斜，以及是否发出紧急广播或告警声，这些要素均能提供船舶状态的重要信息，有助于判断其风险状况。

需要弃船逃生的时候该怎么办

收到弃船逃生通知时，应有序乘救生艇逃生或选低处跳水，避开水面漂浮物。在水中应采取团身屈腿姿势，头颈露出水面，两肘紧贴胸前交叉放救生衣上。弃船后远离出事船只以防被漩涡卷入，并避免过多活动以减少能量和热量损失。

会游泳可以直接跳水逃生吗

直接跳水逃生通常不被鼓励，因为船舶甲板距海

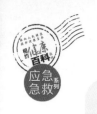

面可能达 8~10 米，未掌握正确跳水姿势易受伤。且水中人体体温丧失快，长时间浸泡易导致低温冻伤。

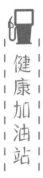

健康加油站

船上常备的救生设备有哪些

船上常备的救生设备包括救生载具，如救生艇、救生筏；个人装备，如救生圈、救生衣；视觉信号，如火箭降落伞信号；无线救生设备，如双向甚高频无线电话等。这些设备在紧急情况下对保障人员安全至关重要。

如何正确使用救生设备

正确使用救生设备至关重要，如救生衣应两手穿入，披肩，扎紧胸前与腰部带子，并系好领子上的带子。乘客登船后务必观看安全宣讲视频，了解救生设备使用方法及逃生通道，以确保紧急情况下能顺利逃生。

没有救生设备的时候该怎么办

可利用长筒裤自制救生工具。将裤腰扎紧，裤腿内塞满拧紧瓶盖的空瓶并扎紧裤脚，两裤脚用绳子相连成救生圈状；或吹气入裤腿、扎紧出口制成漂浮气囊。同时避免全脱衣物，以维持体温。

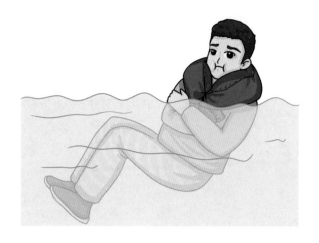

（张连阳　刘　畅）

踩踏

25. 为什么**节假日不要去大量人员聚集的场所**

节假日是人们休闲娱乐、走亲访友的高峰期，大量人员聚集在公共场所，如商场、景区、娱乐场所等。一旦发生事故灾难，如火灾、踩踏等，逃生难度加大，容易造成重大人员伤亡。

专家说

人员密集的场所有什么潜在的危险

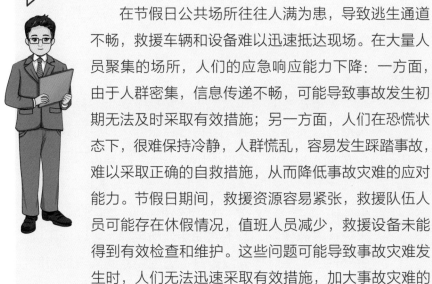

在节假日公共场所往往人满为患，导致逃生通道不畅，救援车辆和设备难以迅速抵达现场。在大量人员聚集的场所，人们的应急响应能力下降：一方面，由于人群密集，信息传递不畅，可能导致事故发生初期无法及时采取有效措施；另一方面，人们在恐慌状态下，很难保持冷静，人群慌乱，容易发生踩踏事故，难以采取正确的自救措施，从而降低事故灾难的应对能力。节假日期间，救援资源容易紧张，救援队伍人员可能存在休假情况，值班人员减少，救援设备未能得到有效检查和维护。这些问题可能导致事故灾难发生时，人们无法迅速采取有效措施，加大事故灾难的危害。

公共场所管理方应加强安全管理，确保逃生通道畅通，提高应急响应能力；公众应增强安全意识，掌握基本的自救知识，以

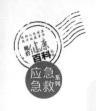

应对突发事件。同时，政府部门应加强对公共场所的监管，确保安全隐患得到及时整改。通过共同努力，降低事故灾难发生的风险，保障人民群众生命安全。

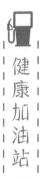

健康加油站

人员聚集场所如何逃生

逃生前的准备工作，包括①了解场所的逃生通道和出口：了解逃生路线、留意安全出口的位置、熟悉逃生通道的走向，有助于在紧急情况下快速找到出口。②遵守场所的安全规定：如不乱扔烟蒂、不乱接电源线等，避免因个人行为导致火灾等事故的发生。③配备必要的应急物品：随身携带口罩、手电筒、急救包等应急物品，以备不时之需。

灾难发生时的应对措施，包括①保持冷静：遇到灾难时，要保持冷静，避免盲目跟随人群，确保自己的安全。②遵循"就近原则"逃生：遇到火灾等灾害时，应根据现场情况，选择最短、最安全的逃生路线，迅速撤离现场。③避免使用电梯、利用逃生器材：在火灾等紧急情况下，不要使用普通电梯，可以使用逃生楼梯、逃生滑梯等设备进行逃生。④遇人群拥挤时要保持冷静，尽量避免被人群裹挟。寻找空隙，向安全出口方向推移。如遇踩踏事件，可寻找坚固物体支撑，如桌子、椅子等，以保护头部免受伤害。

（王立祥）

26. 发生**踩踏**事件，**站立时正确的避险姿势**是什么

在那些空间有限，人群相对集中的场所，例如商场、球场、狭窄的街道、室内通道或楼梯、影院、酒吧、彩票销售点、超载的车辆、航行中的轮船等都隐藏着潜在的危险。

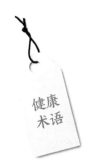

健康术语

踩踏事件：是指在聚众集会中，特别是在整个队伍产生拥挤移动时，有人意外跌倒后，后面不明真相的人群依然在前行，对跌倒的人产生踩踏，从而产生惊慌、加剧拥挤和新的跌倒人数，并恶性循环的群体意外伤害事件。

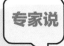

遇到拥挤踩踏现象，站立时有哪些正确的避险措施

在拥挤行进的人群中，如果前面有人摔倒，而后面不知情的人继续前行的话，那么人群中极易出现像多米诺骨牌一样连锁倒地的拥挤踩踏现象。踩踏事件的原因有多种，一般来讲，当人群因恐慌、愤怒、兴奋而情绪激动失去理智时，危险往往容易产生。事故灾难逃生中，站立时的踩踏避险姿势至关重要。一个正确的姿势不仅能帮助我们在紧急情况下保护自己，降低受伤风险，还能提高逃生的效率。

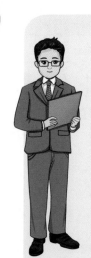

遇到拥挤踩踏现象，正确的避险措施如下

（1）保持冷静，避免恐慌：在事故灾难中，恐慌往往会导致人群拥挤，进一步加大踩踏风险。保持冷静，分析局势，听从指引，有序疏散。

（2）保持站立姿势：在紧急情况下，尽量保持站立，以免在人群中失去平衡而被踩踏。站立时，双脚分开与肩同宽，以保持稳定。困在人流中时，应采用前后脚步伐，顺应人流前进。同时抬起双臂，双手交叉抱于胸前，利用手肘形成稳固的三角形给身体足够空间，并让手肘的点对准人与人之间的缝隙，让人群的冲击分散到身体的两侧。

（3）保护头部和颈部：用双手护住头部，弯曲双臂，将手肘靠近胸部。这样可以有效地保护头部和颈部免受撞击或挤压。同时，低头弯腰，降低身体重心，以免被绊倒。

（4）保持眼睛可视范围：在保护头部的过程中，尽量保持眼睛可视范围，关注周围环境，寻找安全出口。同时，避免盲目跟随人群，以免陷入更危险的境地。

（5）小步快走：尽量采用小步快走的方式前进，避免在拥挤的人群中跑动，以防止摔倒和踩踏。

（6）借助障碍物：如果周围有固定的障碍物，可以尽量借助这些物体来保持平衡和稳定。

（7）寻找安全出口：在紧急情况下，了解周围环境，迅速寻找安全出口。在人群中，尽量靠近墙壁，以便于疏散。

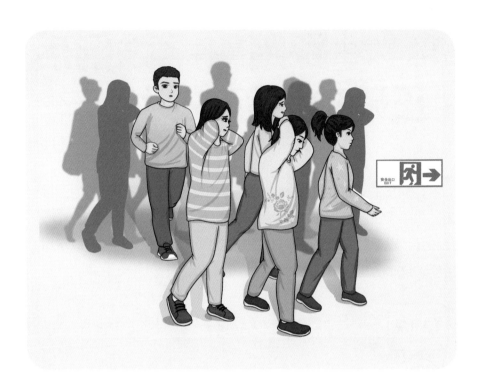

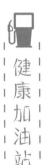

踩踏事件的发生条件有哪些

学校、车站、机场、广场、球场等人群密集的地方，节日、大型活动、聚会等特殊场合，激动、兴奋、紧张、恐慌、愤怒等情绪不平静的人群，这些都可能成为踩踏事件的发生条件。

（王立祥）

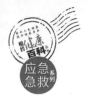

27. 发生**踩踏**事件，**跌倒后正确的避险姿势**是什么

在拥挤的人群中，若发生跌倒，应该采取的正确姿势为：摔倒后，如果无法起身，应快速蜷缩身体，用双臂保护头部要害及胸腔，使肱骨、肩胛骨、锁骨以及骨盆形成支撑保护脏腑，这样可以尽量避免受到致命伤害。

专家说

哪些场所易发生踩踏

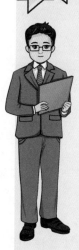

踩踏事件容易在空间有限、人群又相对集中的场所发生，例如球场、商场、狭窄的街道、室内通道或楼梯、影院、酒吧、超载的车辆、航行中的轮船等都隐藏着潜在的危险。

个人如何应对踩踏事件

（1）保持平稳：尽量保持身体的平稳，避免过度移动或跌倒。尽量保持站立，并将重心放在双脚上。

（2）合理行动：如果人群中出现混乱和推搡，尽量避免慌乱地行动，寻找最近的出口或安全区域，然后尽快离开现场。

（3）寻找支撑物：如果周围有固定物体或墙壁，可以迅速寻找支撑物来保持平衡，例如抓住扶手、墙壁或其他稳定的物体。

（4）保护自己：如果发生踩踏事件，人群中可能会有挤压和推搡。如果跌倒，要快速采取保护姿势。手肘和膝盖连起，形成空腔区域，这样可以有效地防护胸腔，还可以保留足够空间获取空气。我们还要把握机会靠近墙壁，寻找机会将身体从侧卧调整为跪卧，双手扣紧后脑，同时将脚腕部、小腿与大腿、大腿与躯干、躯干与大臂、大臂与小臂，均调整为三角形支撑身体，可以更加有效地提高我们的抗压性。

请记住，遇到踩踏事件时保持冷静和警觉是非常重要的。

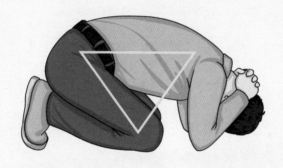

个人如何预防踩踏事件

对于个人而言，拥挤踩踏事件不可知、不可控。最好的方法是少去人多聚集并且可能情绪高昂、情绪失控的地方。尽量走在人流的边缘，不要慌乱，不要奔跑，避免摔倒。如果在人群中，请顺着人流走，切不可逆着人流前进。假如你的鞋子被踩掉，或者包包等重要物品被挤掉，不要弯腰拾捡，生命永远比物品重要。

（王立祥　李　鑫）

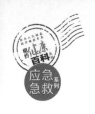

28. 发生**踩踏**时，为什么 **不能逆着人流前进**

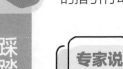
在踩踏事件发生时，最重要的是保持冷静，避免慌乱行动。根据现场情况，尽快找到最近的出口或安全区域，并按照组织或救援人员的指引行动，以确保自己和他人的安全。绝对不可逆着人流前进。

专家说 发生踩踏事件时，逆着人流前进会发生什么

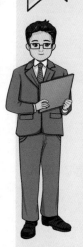

（1）增加风险：逆着人流前进会与人群产生对抗性的碰撞，增加了自身和他人的受伤风险。在混乱的环境下，人们往往处于极度的恐惧和惊慌状态，可能无法注意到逆行者，导致更多的混乱和意外。

（2）阻碍救援工作：当发生踩踏事件时，救援人员通常会按照预定的应对计划来展开行动，可能会指定撤离的通道和路线。逆着人流前进可能会妨碍救援工作，导致救援人员的工作受阻或无法有效地进行。

（3）增加拥堵和压力：逆着人流前进可能会导致拥堵和更高的人流压力。当人群在相对狭窄的通道内逆行时，由于空间受限，人们容易相互挤压和推搡，增加了受伤和恐慌的风险。

遭遇踩踏时紧急避险的关键点有哪些

遭遇踩踏时要紧急避险，坚持"三要""四不要"。

"**三要**"：是指要逃、要躲、要稳。看到有拥挤的情况，不能上去凑热闹，要迅速离开现场，并且在逃离时，不要盲目地跟随周围的人流移动。发觉拥挤时，应该马上避到一旁，或躲在附近的墙角，等人群离开。如果已经陷入拥挤的人群之中，一定要先稳住双脚，并尽量靠墙或抓住电线杆等牢固的物体以稳住身体。

"**四不要**"：包括不要呼喊、不要逆行、不要蹲下、不要窒息。在拥挤发生时，切忌胡乱大喊大叫，这样会加剧人群的恐慌心理。在事故发生时，不要逆着人流逃离。拥挤发生时，尽量不要采用体位前倾或者低重心的姿势，即便钱包、鞋子被挤掉，也不要贸然弯腰去捡。在拥挤的人群中前进时，要用一只手紧握另一手腕，手肘撑开，平放于胸前，形成一定空间，以保持呼吸通畅。

（王立祥 李 鑫）

四

楼宇坍塌

29. 在发现**大楼坍塌**时，为什么要**保持重心较低的姿势**

遭遇楼宇坍塌时人容易失去平衡，不能躲避坍塌物，而被砸伤。楼宇坍塌可能产生大量烟雾、粉尘和有毒气体，导致气体中毒和窒息。

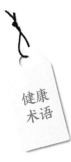

健康术语

人体重心：是人体内的一个特殊点，在这个点上，人体的所有部分呈均匀分布。人体重心会随着我们姿势的变化而发生变动，站立时，人体重心常位于肚脐以下大约5厘米。

专家说

保持重心较低的姿势有什么作用

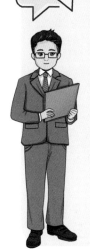

楼宇坍塌时会产生强大的冲击力和震动，勉强站立和走动，容易失去平衡而摔倒，失去对身体的控制，不能躲避坍塌物，而被砸伤。保持重心较低的姿势（蹲下或者弯腰），可以增加身体的稳定性，我们能更容易控制身体移动和躲避坍塌物，增加生存的概率。楼宇坍塌可能造成燃气、供电等设施毁坏，导致火灾的发生，产生大量烟雾、粉尘和有毒气体，它们重量较轻，会飘浮在空中。将身体重心降到最低，可

以减少烟雾、粉尘和有毒气体的吸入，降低气体中毒和窒息的风险。

楼宇坍塌的预兆有哪些

地面突然下陷或裂缝突然加大；承重柱、梁、板或墙体出现严重裂缝，并不断扩大；承重柱、梁、板或墙体产生过大的变形，木构件或连接部位严重腐蚀；墙体或天花板表层突然大面积剥落、脱落；房屋突然发出异常的声音，如"噼啪声""喳喳声"、爆裂声等。

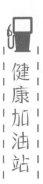

楼宇坍塌常见的损伤有哪些

（1）砸伤：被头顶掉落的各种坍塌物砸伤，如果被砸中头部或胸部，可能会当场失去生命。

（2）气道损伤：吸入大量烟雾、粉尘或有毒气体，导致气道损伤，甚至窒息。

（3）掩埋伤：被坍塌的物体掩埋，导致严重损伤，甚至失去生命；或因胸部被压迫，口鼻被掩埋、堵塞而不能呼吸，导致窒息。

（冯　珂　勾　燚）

30. 在**大楼坍塌**时，为什么**不能靠近楼梯**

关键词

坍塌　楼梯

楼宇坍塌时楼梯极易坍塌，如果我们靠近或者站在楼梯上，可能会被掉落的楼梯砸伤，还可能跟着坍塌的楼梯掉落。

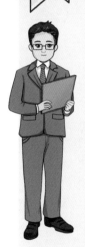

专家说

为什么楼梯非常危险

楼梯悬挂在建筑物里面，与建筑物晃动的频率不同，楼宇坍塌时，楼梯和建筑物的主体部分会分别晃动，导致楼梯和建筑物其他结构不断地发生碰撞，因此极易倒塌。绝大部分建筑物楼梯的材料是混凝土，如果我们靠近或者站在楼梯上，可能会被掉落的楼梯砸伤，甚至割断身体，失去生命。此外，站在楼梯上，我们可能跟着坍塌的楼梯掉落到楼底，因为高处坠落或被掉落的坍塌物砸中而重伤，甚至失去生命。

还有哪些物体不能靠近

不能靠近门：门是极不稳定的，门体和门框都极易松动，楼宇坍塌时容易倒塌，如果站在门的旁边，有可能因门体和门柱的砸压而受伤。不能靠近窗户和玻璃幕墙：楼宇坍塌时，窗户和玻璃幕墙上的玻璃制品容易破碎、飞溅，如果我们靠近窗户和玻璃幕墙，容易被破碎、飞溅的玻璃划伤。楼宇坍塌时会发生强烈震

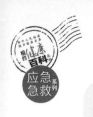

动，如果靠近窗户，可能会被甩出窗外，因高处坠落和被掉落的坍塌物砸伤、掩埋而重伤，甚至失去生命。

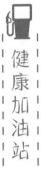

健康加油站

应该靠近哪些物体

可以靠近低矮、体积大而坚实的物体。低矮的物体重心低，楼宇坍塌时不容易发生倾倒，躲在这些物体旁边不容易被其砸伤；坍塌物掉落在物体上后能与该物体形成一个三角空间，物体越大，越坚固，这个空间就越大，躲在这个空间受伤的可能性就越小，存活率就越高。

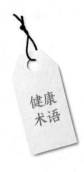

健康术语

救命三角： 楼宇坍塌时，掉落的建筑物残骸会撞击到某些物体，两者相撞的位置会留下一个狭小的空间，躲在这个空间的人，会受到上方坍塌物的保护，避免直接暴露于危险之下，因而极大增加存活率，这个空间被称为"救命三角"。

31. **初期被困**，为什么 **不要大喊大叫**

关键词

体力　求救

如果发生了事故灾难且被困在楼宇内，呼救求援的方法很重要，如果采用了错误的呼救方法，反而会降低获救和生存的概率。初期被困，应保持冷静，观察和思考身边可用的求援方式和工具，而不是大喊大叫。

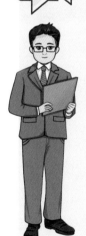

专家说

大喊大叫有哪些危害

大喊大叫会加速新陈代谢，消耗大量体力，使耐受力降低，导致需要求救的时候，我们没有体力进行呼救和自救，会失去获救的机会。如果在密闭的空间里大喊大叫，可能会消耗掉宝贵的氧气，还会吸入大量烟尘、有毒气体，造成气道损伤和窒息。

应该如何正确求救

首先要保持冷静，确保气道通畅，尽量用湿毛巾、衣物或其他布料捂住口鼻，防止吸入烟尘和有毒气体。使用随身携带的手机，拨打紧急救援电话或者发送短信，告知救援人员所在的位置和情况。保持安静，听到外面有人活动时，再用砖、铁管等硬物敲打墙壁或者管道，向外界传递消息。

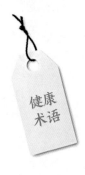

初期被困时的注意事项

（1）保持冷静：避免过度慌乱，过度慌乱更容易产生心理应激，作出错误的决策，如大喊大叫、剧烈移动和活动等，增加不必要的体力消耗和引起二次伤害。

（2）保持信心：一定要相信党和政府会在第一时间以最快的速度展开救援，只要不放弃，就一定能等到救援，一定能成功获救。

（3）开展自救：可以充分利用身边资源，用周围可以挪动的物体支撑身体上方的重物，用衣服包扎止血及用尿液打湿衣服捂住口鼻等，总之要想方设法减少二次伤害、保存体力和延长生存时间。

应激反应：是指个体突然受到紧张性刺激物的刺激而产生的一种反应，包括生理反应和心理反应。生理反应表现为心跳过快、颤抖、出汗、面色潮红、血压上升、呼吸急促等。心理反应包括情绪反应、认知反应和行为反应，早期主要表现为初期茫然、注意狭窄、意识清晰度下降等，随后出现愤怒、恐惧性焦虑、抑郁和绝望等。

（冯 珂 勾 燚）

32. 被困后，利用**敲击墙壁或者管道**等方式求救，为什么要**一点点增大噪声**

一点点增大噪声敲击墙壁或者管道可以引起救援人员的注意，避免二次坍塌和手臂受伤。

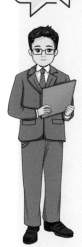

专家说

一点点增大噪声的好处

一点点增大噪声可以增加声音的响度，使声音更加明显，更容易被救援人员听到。在垮塌后的废墟中，结构往往不稳定，如果突然用力敲击，可能会引起二次坍塌或者震动，一点点增大噪声可以避免这种风险。用力敲击墙壁或管道，容易导致手臂受伤，一点点增大敲击力量，可以避免这种伤害。

为什么要选择敲击墙壁或者管道

墙壁和管道相对来说更加稳定和牢固，适当敲击不容易导致二次坍塌。敲击墙壁或管道等物体可以发出声音，这种声音可以通过墙壁或管道传递，更容易引起救援人员的注意，增加获救概率。

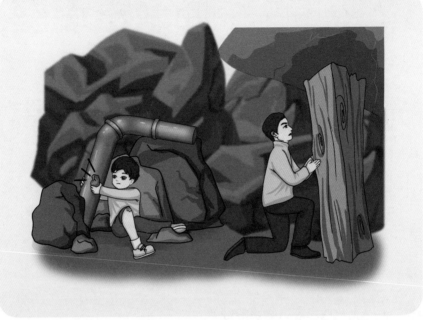

如何避免二次坍塌的发生

可以利用被困空间里面散落的可移动的东西支撑住不稳定的地方。移动身体时动作幅度要小、速度要慢，避免因为动作过大碰到周围不稳定的地方导致二次坍塌，一定要边移动，边观察，避开不稳定的地方。移动身边障碍物时，要小心，一点点地加大力度，试探周围空间的稳定程度，如果障碍物是个支撑物，维持着空间的稳定，千万不能去移动它。尽量选择移动散落的障碍物，不要随便强行移动身边被压住的障碍物。

（冯 珂 勾 燚）

33. 被困后，为什么要尽量避免剧烈移动或活动

关键词

移动 二次坍塌

避免剧烈移动或活动可能降低二次坍塌发生的风险，减少体力和氧气消耗。

专家说

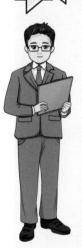

剧烈移动或活动有哪些危害

剧烈移动或活动可能会碰到不稳定的地方，引起二次坍塌，减少生存空间，被建筑物残骸砸伤，甚至失去生命。在被困的情况下，通常需要等待救援，进行自救互救，因此保持体力和延长生命维持时间非常重要。剧烈移动或活动会加速体力和氧气的消耗，导致生命维持时间减少或在需要求救的时候，没有体力求救、自救，失去生存机会。

应该如何移动或活动

如果必须进行移动或活动，在此之前应该先保持冷静，清除脸上的异物，保持呼吸通畅，避免误吸。仔细观察周围环境，避开不稳定的地方，移动身体时动作幅度要小、速度要慢，避免剧烈的动作，减少对身体的损伤和消耗，边移动，边观察，避开不稳定的地方，小心地搬开杂物，扩大活动空间。

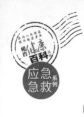

关键词

跳楼　掩埋

健康加油站

不能移动或活动时该怎么办

先保持冷静，切勿大喊大叫，保留宝贵的体力并降低氧气消耗，听到有人来救援时再大声呼救。采取如睡觉休息、保持安静等措施来保持体力，等待救援。切勿强行挣脱，强行挣脱除了会消耗大量体力和氧气，还会加剧伤势，造成皮肤撕脱，导致出血量增加。

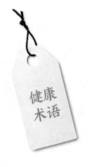

健康术语

生命维持时间：是指人员被困在坍塌的建筑物中，没有食物和水，人体能够维持生命的最长时间。生命维持时间受到多种因素的影响，包括个体的身体状况、环境温度、湿度、空气流通情况、精神状态等。

（冯珂 勾燚）

34. 为什么**不要轻易跳楼逃生**

从高楼跳下会对身体造成严重损伤，增加被坍塌的碎玻璃、广告牌、砖瓦和墙体等掩埋的风险。

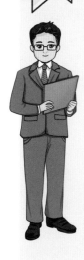

跳楼逃生有哪些危害

从高处跳下会对身体造成很大的冲击，可能会导致下肢和脊柱骨折，失去求生能力；如果胸腹部着地可能导致严重的内脏损伤、大出血，甚至失去生命；如果头部着地，很可能当场失去生命。即使只是从二楼跳下也很容易受伤，导致不能快速离开现场，被楼顶上坍塌的碎玻璃、广告牌、砖瓦和墙体等掩埋，被困在废墟中，无法移动或逃生。

错误的逃生方式

在楼宇坍塌的情况下，如果想通过电梯逃生，是非常危险的。因为楼宇坍塌时，往往会停电，导致电梯不能正常运行、工作，如果通过电梯逃生，很容易被困住，无法求生。而且电梯空间封闭，容易导致缺氧、窒息，降低生命维持时间。此外人可能随着电梯从高楼掉落，导致严重损伤，甚至失去生命。

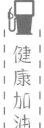

健康加油站

逃生和求生，我们应该怎么选择

如果我们在一楼，能够快速离开楼宇，楼宇外面空间广旷，可以选择快速离开楼宇逃生。如果在二楼及以上，因为楼宇坍塌时间非常快，尝试离开楼宇不仅会浪费我们宝贵的自救时间，还可能在逃生的过程

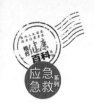

中，因为失去平衡、摔倒，而被坍塌物砸伤，甚至失去生命，因此不建议选择逃生，应该选择寻找"救命三角"求生。

（冯 珂 勾 燚）

五

核与辐射

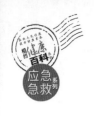

35. **核污染水**与**核废水**
有什么区别

核能有诸多好处，但是每每提到核污染，都会让大家谈"核"色变。

核污染水与核废水，两者只有一字之差，但是这一字之差却是千差万别：核污染水是被核燃料污染过的水，含有大量放射性元素和物质，对水源、生态环境和生物都会产生较为严重的影响，具有很高的放射性活度；核废水不会直接接触放射性元素，其主要来源是核电站正常运行中产生的废水，经过处理后可直接通过管道安全排出。

专家说

核污染水或核废水有哪些危害

核污染水与核废水都含有一定的放射性元素，但是核污染水中的放射性元素如铀、钚、铯、锶等，其中一些具有较长的半衰期，如铀-238 的半衰期为 45亿年，这些放射性元素对人体和环境都有严重的危害，如致癌、致畸、致突变等。根据不同的来源和情况，核污染水的放射性强度和成分也不同，但通常都远远超过国际标准和安全限值。

核废水主要来源是核电站正常运行中产生的废水，如核反应堆冷却水，这些废水不会直接接触核反应堆芯内的核燃料及核反应物，经处理后就可以通过管道安全排出。虽然核废水的危害远远小于核污染水，但其中仍然含有放射性元素，这些元素会通过自身的衰变释放出 α、β 和 γ 射线，这些射线能够穿透生物体的细胞，并有可能对染色体产生电离作用，从而破坏细胞乃至整个生物体的正常机能。

接触了核污染水或核废水应该怎么办

如果不慎接触了核污染水或者核废水，放射性物质会直接接触到人体，造成皮肤发红、结膜炎、腹泻、白细胞下降，甚至增加癌变的风险。为了确保安全，建议在专业人员的指导下采取以下措施：一是尽快用清水彻底清洗污染部分，以去除放射性物质；二是脱去被核污染水或核废水沾染的衣物，避免自己的身体部位或周围人碰到该衣物；三是寻求专业医疗帮助，即便无明显身体不适，也建议尽快就医，告知医生相关情况。

日常应该注意什么

逐步建立防辐射的意识，关注核污染信息，远离核污染水或核废水的排放区域，避免在受影响的水域内游泳；合理饮食，增强身体免疫力，避免食用被核污染水或核废水污染过的产品。

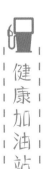
健康加油站

碘盐真的能防辐射吗

碘元素确实具有一定的防护作用。但是碘盐中的碘含量非常低，并不能防辐射。碘盐是一种比较常见的食用盐，适当食用能够及时为身体补充足够的能量。一般防辐射会服用碘片（100mg/d），常规碘盐

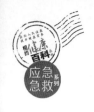

中的碘含量在 20~30mg/kg，其碘的含量是远远不够的。

（左星华　刘中民）

36. **向海洋排放**未经处理的 **核污染水**会有怎样的后果

向海洋排放未经处理的核污染水可能会对海洋生态系统造成严重影响，导致海洋生物受到辐射污染，破坏海洋生物的生存环境和食物链，引发生物多样性减少、基因突变甚至种群灭绝等问题。此外，核污染水中的放射性物质可能通过海洋食物链传播至人类食物，危及人类健康，增加癌症和其他疾病的风险。因此，未经处理的核污染水排放将对海洋生态和人类健康构成严重威胁，需要谨慎对待并采取有效措施加以防范和处理。

什么是核污染水

核污染水是指在核设施运行期间产生的含有放射性物质的废水，通常源自核电站、核燃料再处理厂等。这些废水中含有放射性核素，如铯、锶、碘等，以及其他有毒化学物质。

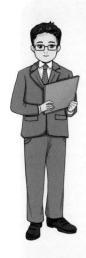

核污染水会对人体造成什么样的后果

核反应堆中产生的放射性物质会通过核污染水释放到环境中，进而进入水源、土壤和空气中。放射性物质可能通过食物链传播，从底层生物进入中上层食物链。这可能导致放射性物质在食物链中逐渐积累，最终影响人类通过食物链摄入的食物。人体接触这些含有放射性物质的污染物，会导致各种疾病的发生，如白血病、肺癌、甲状腺癌等。

核污染水该如何处理

核污染水的处理通常包括物理、化学和放射性技术。首先，通过过滤和沉淀去除固体颗粒和放射性沉淀物。然后，采用化学方法，如离子交换、化学沉淀、氧化还原等，去除放射性核素。最后，利用放射性技术，如辐照、蒸馏等，进一步降低放射性物质的浓度。处理后的核污染水可能会与清洁水混合，然后进行排放或再利用。此外，安全的储存和处置设施也是必要的，以确保核污染水不会对环境和人类健康造成进一步危害。

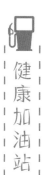

健康加油站

人接触了核污染水该怎么办

如果接触了核污染水，应立即清洗受污染的皮肤和衣物，避免摩擦皮肤，然后就医寻求专业治疗和建议，定期进行健康监测，确保及时发现并处理任何可能的健康问题。

（方伟鹏 刘中民）

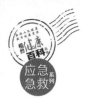

37. 什么是辐射，遭受辐射的个人会有哪些不适表现

辐射是指能量的传播，通常通过波动或粒子的形式传递。它在我们人类生活中是一种复杂而广泛存在的现象，对人类和环境产生潜在影响。高剂量或者长时间的辐射对人体会造成严重的损伤。因此对辐射的认识和管理至关重要，要确保其合理、安全地应用。

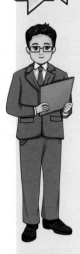

什么是辐射

辐射可以是自然界中产生的，也可以是人类活动引起的。地球本身就是一个辐射源，地壳中包含一些放射性元素，如钾、铀和钍。此外，来自太阳的辐射也是自然辐射的一部分。而人为辐射则包括核能发电、医学放射治疗、工业放射性材料的使用等。人为辐射也可能来自核武器测试、核事故等事件。辐射可以分为两大类：电磁辐射和粒子辐射。电磁辐射包括可见光、红外线、紫外线等，是由电场和磁场振荡而产生的能量传播。电磁辐射包括多个波长范围，从长波的无线电波到短波的紫外线和更短波的 X 射线和伽马射线。电磁辐射不需要媒介，可以在真空中传播。粒子辐射是由带电或不带电的粒子流产生的，主要的可产生辐射的粒子包括 α 粒子、β 粒子和中子。

个人遭受辐射会有哪些不适表现

当个人遭受辐射时，可能出现一系列不适表现，这些表现的严重程度取决于辐射的类型、剂量、照射时间和受射体的敏感性。在医学上，辐射被认为是导致白血病和其他癌症的危险因素之一，长期低剂量的辐射暴露可能增加患癌症的风险。而如果长期暴露在较高剂量的辐射下，可能出现急性放射病症状，包括恶心、呕吐、头痛、腹泻、疲劳等。身体上会出现皮肤红斑、脱屑、烧伤等表皮损伤。当然辐射对生殖系统和人体免疫系统同样会有一定的影响，导致生育问题或遗传性疾病，而高剂量的辐射可能抑制免疫系统的功能，增加感染的风险。

但对于一般公众而言，通常接触到的辐射水平是低于危险水平的，因此不会引起显著的不适表现。而在医学和工业应用中，辐射设备通常会经过合理的设计和控制，以确保不会对一般公众和工作者造成危险。

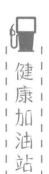

健康加油站

遭受核辐射后该怎么办

如果遭受核辐射，首先应迅速远离辐射源，去除受污染的衣物，用清水冲洗皮肤，然后尽快就医接受治疗，并遵循医生的建议。定期进行健康检查和辐射监测，以确保及时发现并处理可能的健康问题。

（方伟鹏　刘中民）

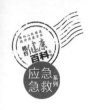

38. 日常生活中
我们会受到辐射吗

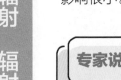

在日常生活中，人们会接触到各种不同类型的辐射，这些辐射的主要来源包括：自然辐射、医疗辐射、工业辐射、电磁辐射、环境辐射等。虽然在某些情况下，过量的辐射可能会导致健康问题，例如癌症和遗传疾病等，但是我们日常能接触到的辐射源大多对人们的健康影响很小。

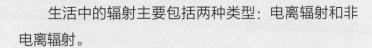

专家说　生活中的无害辐射种类有哪些

　　生活中的辐射主要包括两种类型：电离辐射和非电离辐射。

　　非电离辐射的来源包括电子产品和家用电器，无线电广播和通信发射设备，以及高压电线和变压器等。这种辐射的能量较低，对人体基本无害，因此不必过度担心。

　　电离辐射则包括核辐射、X射线、中子辐射等，过量的电离辐射确实会对人体产生一定的影响，但是人们日常接触的电离辐射如地铁安检仪、X射线检查、CT检查等，都是能量很低的，并不会对身体造成不良影响。

日常可能接触到的有辐射危险的场所有哪些

在日常生活中，人们可能接触到的具有辐射危险的场所主要包括以下几类。

（1）核设施：核电站、核废料处理设施、核燃料生产设施等。

（2）放射性实验室：研究、储存放射性物质的实验室。

（3）工业设施：工业用放射性仪器、放射性物质存储场所等。

（4）放射性矿藏：铀（钍）矿和伴生放射性矿等。

这些场所通常有醒目的提醒标志和专业的辐射防护措施，但普通人仍需注意尽量避免长时间、高强度地暴露在这些场所中。如果需要进入这些场所，应先了解其辐射防护措施是否完备，并遵循相关规定和操作规程，以保障自身安全。

（左星华　刘中民）

39. 有**辐射危险**的地方有什么**标志和特征**

具有辐射危险的地方通常设置明显的标志，以提醒人们注意潜在的辐射危险。辐射区域需严格地监控，一般人不随便进入，但是当需

关键词

辐射危险　标志

要进入任何可能存在辐射危险的区域时，应当遵循相应的安全规定和指示。如果有疑虑或需要了解某个区域的辐射状况，应当咨询相关的监管机构或专业人员。

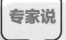 **什么是辐射警示标志**

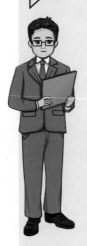

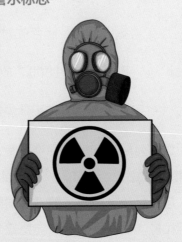

黄黑相间的三叶草图标，是经典的放射性标志，学名"电离辐射标志（ionizing radiation symbol）"，又称"三叶草标志（trefoil sign）"。自1946年被设计出来以来，三叶草标志已经获得全世界的认可，作为放射性的象征广泛应用在现实生活、电影艺术创作中。

我国对电离辐射标志有着特别严格的规范，在《电离辐射防护与辐射源安全基本标准》（GB 18871—2002）中，对电离辐射防护与安全警示标志的形制、意义有着明确的定义，以提醒人们注意禁止进入或需佩戴防护设备等。这些标志通常出现在核能设施、放射性材料储存区、医疗设施和实验室等场所。

辐射危险区域有什么特征

放射性设施周围可能设有管制区域,限制一般人员的进入。这些区域可能通过栅栏、安全门或其他措施来标示。辐射敏感区域可能设置有防护设施,如辐射防护墙、铅屏蔽等,以限制辐射的传播。同时,在放射性设施和区域外一般会放置警示标志,用于警示人们在该区域可能存在辐射危险。有些地方会使用特定的颜色编码来表示不同的危险级别,黄色通常用于表示潜在的辐射危险。

(方伟鹏 刘中民)

40. 日常生活中,个人如何避免核污染

核污染不仅可能对我们的健康造成严重威胁,同时也蕴含着巨大的潜在风险。在日常生活中,了解并规避核污染风险,学习核辐射知识,是我们应对潜在风险的重要武器。通过科学认知,我们可以更好地保护自己,守护健康。

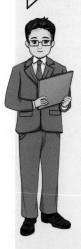

专家说 日常生活中如何避免潜在的核辐射

在日常生活中，我们可以通过了解自己居住环境的放射性水平来减少核辐射的风险，尽量避免居住在核电站或其他潜在受核污染影响的地区。如果您不幸成为居住在核电站附近或其他可能遭受核污染地区的居民，请务必时刻关注官方发布的安全指南和警报，切记做好充分的应对准备。

除了居住环境，保持良好的室内空气质量也是预防核污染的重要一环。氡气（氡-222）是一种由放射性核素镭（镭-226）衰变而来的惰性放射性气体，无色无味。氡气衰变时生成半衰期较短的子体，在我们受到的天然辐射照射中，来自氡气及其子体的贡献约占一半以上，长期生活在氡浓度高的室内有可能诱发肺癌。地基土壤中的氡可以沿着建筑物裂隙或者狭缝扩散和渗透进室内，建筑材料中也会析出氡，所以比起氡气来源仅为气溶胶的建筑高层，氡气来源更多的建筑低层的氡气含量要高得多。不过通常情况下，在室内才有可能受到来自氡及其子体的较大剂量的辐射照射。勤于开窗通风换气，提高空气质量是一种行之有效的降低室内氡浓度的方法。

我们可以考虑使用家用氡气检测仪，检查室内氡气含量，如有需要，及时通风换气。同时，定期监测家庭和办公环境的放射性水平也是明智之举，这不仅能够帮助我们及早发现核污染的迹象，更能有效降低长期暴露的风险。

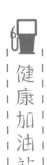

健康加油站

核辐射可能导致的疾病

短时间内接触高剂量辐射可能会引起急性辐射病，症状包括恶心、呕吐、脱发和出血等。长期暴露于低剂量辐射环境中，可能会增加患某些类型癌症的风险，特别是甲状腺癌和白血病的发病率会有所提高。儿童和孕妇对核辐射更为敏感，高剂量的核辐射可能会导致这些人群的基因发生突变，而这些突变有可能会遗传给后代。

（王惠雯　刘中民）

关键词

核辐射　人体系统　细胞

41. **辐射**对身体的哪个**器官**影响最大，哪种**细胞**最敏感

核辐射可能给人体血液系统、生殖系统、骨骼系统等多个系统带来伤害，其中影响最大的是血液系统，同时人体中对核辐射最为敏感的细胞是外周血白细胞和淋巴细胞。

五　核与辐射 | 267

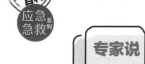

专家说

核辐射通常有哪几种

核辐射的种类主要有 α（阿尔法）、β（贝塔）、γ（伽玛）以及中子辐射。α 辐射由 α 粒子产生，α 粒子就是氦原子核，由 2 个质子和 2 个中子组成，带 2 个单位的正电荷；β 辐射由 β 粒子产生，β 粒子就是电子，带一个单位的负电荷；γ 辐射由 γ 射线产生，γ 射线是一种波长非常短的电磁波；中子辐射由中子产生，中子是一种不带电的粒子，一般存在于原子核中。

人们受核辐射的方式有两种：内照射和外照射。α、β、γ 射线和中子由于特征不同，穿透物质的能力便不同，对人体造成危害的方式也不同。α 粒子只有进入人体内部才会造成损伤，这就是内照射；γ 射线和中子主要从体外对人体造成损伤，这就是外照射；β 射线既造成内照射，又造成外照射。

核辐射对人体健康的伤害

在过量暴露并吸收各类辐射后，白血病是最常见的癌症风险，其后是肺癌、甲状腺癌、乳腺癌及其他癌症。患有白血病的辐射暴露人群多为几次较大核电站事故后的幸存者，同时，接受放射性治疗、核电站事故救灾善后等也和增加白血病的患病率相关。而骨科、放射科医生及其他相关职业暴露，以及居住在核电站附近通常不会导致辐射相关的疾病风险增加。

正常辐射暴露剂量是多少，做 X 射线检查、CT 或过安检安全吗

尽管辐射是肉眼不可见的，但现在的仪器非常灵敏，可以测到极微小的辐射剂量。核辐射对人体造成的影响用有效剂量或剂量当量来衡量，国际单位是西弗（Sievert），简称 Sv。由于一个西弗的剂量比较大，通常也使用毫西弗（mSv）和微西弗（μSv）。常见的辐射剂量仪可以测出每小时 0.000 1mSv 的辐射剂量。

根据中国国家标准 GB18871—2002 的规定，对于从事核相关工作的人员（放射工作人员），连续 5 年的年平均有效辐射剂量不得超过 20mSv，任何一年中的有效辐射剂量不得超过 50mSv。普通公众中的关键人群组成员所受到的平均年有效辐射剂量不得超过 1mSv。

通常在医院做一次 X 射线检查的辐射剂量大约是 0.1mSv，做一次心脏血管造影 CT 大约是 20mSv。对普通人来说，一年一次或两次 X 射线和 CT 检查产生的少量辐射，对人体的健康几乎不会产生重要影响，但要避免短时间内无必要的重复检查。机场、地铁站等所使用的安检仪，辐射剂量远远小于医疗诊断用的 X 光机，可忽略不计。

（陈思伟　刘中民）

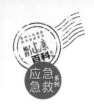

42. **治疗辐射**选哪些 **药物**更好

在应对放射性核素污染的道路上，预防与治疗的双重策略至关重要。稳定碘同位素、螯合去除剂等药物如同"守护神"，助力我们降低放射性核素的风险，守护健康之门。

专家说 如何获取治疗辐射的药物

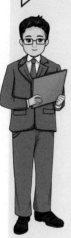

2023年，世界卫生组织（WHO）更新了应为放射性和核紧急情况储备的药物清单，潜在情景包括核电站、医疗或研究设施发生的放射性或核紧急情况，或放射性材料运输过程中发生的事故，以及出于恶意故意使用放射性材料。清单侧重于治疗辐射暴露的药物，包括以下几种：①稳定碘同位素是治疗的关键药物，用于预防或减少甲状腺对放射性碘的吸收，在核事故后立即服用稳定碘同位素可以显著降低甲状腺癌的风险；②螯合去除剂，如普鲁士蓝和钙/锌-二乙烯三胺五乙酸（DPTA）是处理体内放射性污染的有效选择；普鲁士蓝主要用于从体内去除放射性铯，而DPTA则用于处理超铀放射性核素的体内污染；③在治疗急性辐射综合征时，使用细胞因子可以减轻由辐射引起的骨髓损伤，支持免疫系统的恢复；④如果暴露于辐射的个体出现呕吐、腹泻和感染等症状，还需要选用各种支持性药物。

碘化钾是一种常见的药物，我们可以在药店购买碘化钾用于防止甲状腺吸收放射性碘，注意应在医生的指导下使用。在核辐射紧急情况下，它通常被推荐用于保护甲状腺。钙和镁补充剂在许多药店和健康食品店均有销售，这两种矿物质作为治疗辐射的药物时，能够帮助减少某些放射性物质（如锶和钇）的吸收。购买普鲁士蓝通常需要医生处方，这种药物有助于防止某些放射性物质（如铯）在肠道中的吸收并促进其排泄。

如果怀疑自己遭受了核辐射，请立刻就医，用药务必在医生的指导下进行。

健康加油站

我国的核安全情况如何

中国应对辐射和核突发事件的战略规划与风险评估是国家安全和公共健康管理的重要组成部分。为了有效应对这些风险，中国政府制订了全面的应急响应计划，包括建立健全法律法规体系、完善应急管理机制、加强辐射监测和防护设施建设、提升应急救援能力，以及进行公众教育和培训。此外，中国也积极参与国际核安全合作，与国际原子能机构（IAEA）等共享信息，加入国际紧急援助网络，以提高对跨国核安全威胁的应对能力。通过这些综合措施，中国旨在构建一个强大、灵活且高效的辐射和核应急管理体系，以保障国家安全和公民健康。

（王惠雯　刘中民）

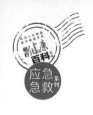

43. **碘化钾**是如何**保护甲状腺**的，为什么救援人员也要服用

碘化钾　甲状腺　救援人员

救援人员穿戴个人防护装备进入核辐射现场，并不能完全阻止放射性碘对身体的伤害。且放射性碘 -131 被人体摄入后，主要聚集于甲状腺，释放 β 射线损伤甲状腺细胞，从而影响甲状腺功能，服用碘化钾能够特异性阻止甲状腺吸收放射性碘，因此除了受污染区域的民众，救援人员也同样需要服用碘化钾。

专家说

什么时候服用碘化钾才有防护效果

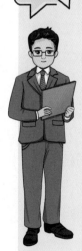

碘化钾对甲状腺的保护作用，是预先占住甲状腺中的储碘位置，阻止放射性碘的进入，其主要通过 3 种机制发挥保护甲状腺的作用：①抑制甲状腺激素合成；②减少甲状腺激素释放和甲状腺周围血管数量；③减少甲状腺中碘化物的有机结合，因此在受污染前 12 小时至污染后 4 小时之内服用碘化钾才有效。有研究报道，如果在受污染前 6 小时口服碘化钾，几乎可以提供完全的保护；如果在受污染时立即服用碘化钾，阻滞效果可达 90%；如果在受污染 4 小时内使用，放射性碘的摄入量可以减少一半；受污染 24 小时后服用

可能没有防护效果。

值得注意的是，碘化钾只对放射性碘具有保护作用，不能防护其他放射性核素（如放射性铯），它并不是广谱的辐射保护剂；碘化钾不能阻止放射性碘进入人体内，但可以阻止放射性碘在甲状腺的蓄积，在切尔诺贝利事故中，儿童服用碘化钾后，碘-131 的吸收量降低了 45%。

如何服用碘化钾

根据世界卫生组织（WHO）对不同年龄组人群服用稳定碘的单次剂量推荐，成人和 >12 岁的青少年，单次服用 1 片 130 毫克的碘化钾（相当于 100 毫克碘）；3~12 岁的儿童，单次服用半片 130 毫克的碘化钾（相当于 50 毫克碘）；1 个月 ~3 岁的婴幼儿，单次服用 1/4 片 130 毫克的碘化钾（相当于 25 毫克碘）；新生儿单次服用 1/8 片 130 毫克的碘化钾（相当于 12.5 毫克碘）。

一次服用碘化钾对甲状腺的保护作用约持续 24 小时，每经过一昼夜，其阻断作用约消失 50%，因此，对于反复进入污染区域进行救援或在污染区停留时间较长的人员，就有必要多次服用碘化钾，直至放射性碘的危险不再存在为止。

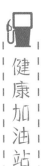

健康加油站

碘化钾的战略储备

对于公众的保护是核应急计划的重要组成部分，美国食品药品监督管理局（FDA）于 1939 年批准碘化钾可应用于核事故应急，并在 1978 年宣布碘化钾

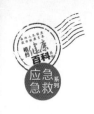

是核事故应急时阻断甲状腺放射性碘的安全和有效的手段。

（黄国鑫　刘中民）

辐射　洗头发　护发素

44. **遭受辐射**的个人，洗头发时为什么**不能用护发素**

核爆炸时所发射出来的辐射线在穿透其他无放射性元素时，原本无放射性的元素变成带有放射性的残留物，会产生放射性尘埃和尘埃云，这种尘埃由热粒子组成，是一种放射性污染，它们会在几分钟或几小时内散布到大气中，这就是核辐射。这些残留物随着重力的作用往下掉，就是放射性沉降物，也称放射性落下灰、辐射落尘或原子尘，会落在我们的皮肤和头发上，使我们暴露于辐射中，人体细胞遭到损害，并可能导致死亡。而在暴露于辐射后使用护发素等一些洗护用品则会增加我们遭受辐射伤害的风险。

专家说　从核爆炸中幸存后我们首先需要做什么

最重要的一条就是核爆炸发生后，幸存者应当快速寻找密闭的地下或者室内掩体。然后迅速脱下受污

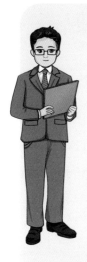

染衣物、密封丢弃，并尽快使用洗发水和沐浴液冲洗身体、头发，同时必须避免使用护发素。

核爆炸后不应使用护发素的原因

在我们暴露于核爆炸引发的放射性尘埃和尘埃云后，用洗发水洗头可以带走粘在头发上的油和污垢，当我们把洗发水洗掉时，可以冲走核污染的放射性沉降物，负责这一过程的分子被称为表面活性剂——它们在分子的一端吸引水，在另一端吸引油。而护发素一般是油性的、黏稠的，会吸附灰尘，因此空气中的放射性沉降物也会沾到头发上，它的作用就像是头发和放射性沉降物之间的"胶水"，会增加我们遭受辐射伤害的风险。这些放射性沉降物会导致细胞损伤，伤害我们的健康。

核爆炸后其他不应使用的东西

和护发素同理，含油的润肤露、身体乳、彩妆等，都会吸附放射性沉降物，使得人体受到更长时间、更大剂量的核辐射伤害，这些都不应在核爆炸后使用。

（陈思伟　刘中民）

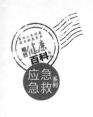

45. **辐射**可以被**测量**吗

辐射这种看不见、摸不着的东西是可以被测量的。在许多的小说、电影及游戏等文化产品中，我们经常会看到主角们在辐射环境中，使用一种叫作"盖格计数器"的仪器，测量环境中含有的辐射量。同时，在一些开展职业病检查、防治工作的医院中，同样有一些较为专业的方式开展辐射的定量检测。

专家说

如果工作中需要接触辐射，如何保障身体健康

在我国的专业机构中，目前主要开展的辐射类的特色检测项目有"淋巴细胞染色体畸变分析"和"淋巴细胞微核检测"。这两个项目一直广泛应用于放射工作相关行业（包含核电站、医院放射相关科室、处理放射性元素的相关工业部门等）的职业病防治。入职前、工作期间每隔两年、工作期间个人剂量值超标，以及离职或退休，都会检测以上项目，检测结果不合格可能会面临离开岗位等问题。

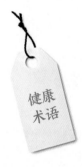

健康术语

染色体畸变（chromosomal aberration）：
是指生物细胞中染色体在数目和结构上发生的变化。畸变类型通常有两种，数目异常和结构异常。而导致畸变的因素一般为放射线、化学因素、病毒感染及遗传因素等。

微核（micronucleus，MCN）： 是真核类生物细胞中的一种异常结构，是染色体畸变在间期细胞中的一种表现形式。在细胞间期，微核呈圆形或椭圆形，它游离于主核之外，大小应在主核 1/3 以下。微核的折光率及细胞化学反应性质和主核一样，也具备合成 DNA 的能力。一般认为微核是由各种理化因子，如辐射、化学药剂对分裂细胞作用而产生的。

（陈思伟　刘中民）

（关键词 辐射 核污染 核辐射）

46. 遭受辐射后，还能恢复如初吗

辐射给人体带来的危害是多种多样的，有些只是引起暂时的生理反应，有些则可能造成永久性的健康损伤，甚至危及生命。不同人遭受的辐射剂量、种类以及自身的健康状况都会影响到最终能否完全恢复。

专家说

电离辐射具有很强的穿透和损伤能力，一旦过量暴露就会对人体造成细胞损伤、DNA 突变，进而增加患癌风险，引发急性辐射综合征等一系列严重后果。不过，如果只是低剂量辐射，采取适当的防护措施，人们通常还是可以过上正常的生活。但高剂量暴露下，机体的恢复能力就会大大降低，往往会留下永久性的健康问题。因此，对各种辐射源都要严格监测和控制，

在医疗、工业、科研等领域使用时更要遵循严格的安全标准，尽量避免不必要的辐射风险。

轻微到中度辐射暴露

如果只是轻微到中度的辐射暴露，很多人是可以完全康复的。这种情况下，可能会出现恶心、疲劳或细胞受到一些轻微损伤，但通过及时合理的休息和治疗，这些症状都是可以完全缓解的。

高剂量辐射暴露

如果是高剂量的辐射暴露，比如发生在核事故或放射治疗过程中，造成的伤害就会严重得多。它可能引发急性辐射综合征、器官功能永久损伤、癌症，以及其他严重疾病。在这种情况下，要完全恢复如初就非常困难了。治疗的主要目标往往是控制症状、减轻病痛，尽可能维持生活质量。高剂量辐射还会损伤DNA，影响生殖细胞的正常发育，进而对遗传也会造成影响。

心理创伤

除了身体上的创伤，遭受核辐射暴露的人还可能出现一些严重的心理障碍，比如焦虑、抑郁，甚至创伤后应激障碍等，这些都需要专业的心理疏导和治疗。

（王惠雯　刘中民）

六

暴恐袭击

47. 暴恐袭击对生命健康有哪些威胁

暴恐袭击

威胁

　　暴恐袭击是指以暴力、恐吓或其他方式，对无辜的人群或社区进行的非法攻击，旨在制造恐怖、混乱或影响政府决策。这些袭击通常由恐怖主义组织或极端分子进行，且目标明确、手段残忍，结果常常具有极大的破坏性。

　　暴恐袭击的形式多种多样，包括但不限于自杀式炸弹袭击、枪击、绑架、劫持、网络攻击等。这些袭击可能针对的是公共地点（如学校、购物中心、公共交通系统）、政府设施、宗教场所或其他代表特定意识形态或政策的目标。

专家说

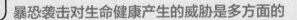

暴恐袭击对生命健康产生的威胁是多方面的

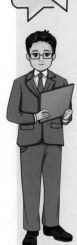

　　（1）生命威胁：暴恐袭击可能导致直接的人员死亡，无辜的人们可能在袭击中失去生命。

　　（2）身体伤害：即使没有直接致命，暴恐袭击也可能导致严重的身体伤害，例如刀伤、枪伤、炸伤等多发伤。这些伤者往往需要重症监护治疗，面临多次手术及长时间住院治疗康复，可能导致遗留身体疾病，例如残疾、疼痛等。

　　（3）心理创伤：暴恐袭击可能导致极大的心理压

力和创伤，例如创伤后应激障碍（PTSD）、焦虑、抑郁等。这些心理问题可能需要长期的心理治疗和康复。

（4）社会和心理压力：受暴恐袭击影响的城市居民可能会面临社会和心理压力，例如恐惧再次遭到袭击、对社会安全的不信任等。同时各行业均会加大安保投入，占用社会公共资源。

因此，暴恐袭击是一个严重的社会问题，不仅威胁到人们的生命安全，也对人们的身心健康和社会稳定造成了严重的影响。

（胡　婕　周飞虎）

48. 安全检查对保护生命健康有哪些作用

安全检查是指对某个场所、设施或系统进行全面检查，以确保其符合特定的安全标准，预防潜在的危险或风险。安全检查通常涉及对安全设备、紧急应急措施、操作流程等方面的检查和评估。

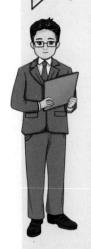

专家说

安全检查对保护生命健康有哪些作用

安全检查的目的就是有效加强公共场所安全，保护人民群众生命财产安全。它可以在以下几个方面发挥作用。

（1）预防事故和伤害：通过定期进行安全检查，可以及时发现并解决潜在的安全隐患，减少事故和伤害的发生。这有助于保护人们的生命和健康，减少意外伤害的风险。安检可以有效地控制携带危险物品的风险。通过X射线机和金属探测器等安检设备，可以筛查携带爆炸物、枪支、刀具等危险物品的人员，从而减少恐怖分子进行袭击和暴力事件的可能性。

（2）提高安全意识：安全检查过程中，相关人员会对安全措施和应急预案有更深入的了解，增强对安全问题的认识和重视。这有助于提高个人和组织的安全意识，减少不必要的风险行为。

（3）保障公共安全：对公共场所、交通系统等进行安全检查，可以确保公众在这些地方的安全，提高社会整体的安全水平。

（4）减少心理压力：有了良好的安全措施和安全检查制度，人们在日常生活和工作中会感到更加安心和放心，减少心理压力和焦虑感。

（胡　婕　周飞虎）

49. **日常生活**中有可能接触到哪些**爆炸物**，如何规避

爆炸物是一种能够迅速释放大量能量并在短时间内引起爆炸的物质。这些物质在受到外部刺激（如火焰、冲击、摩擦等）时，会发生快速的化学反应，释放出热量、气体和压力，造成爆炸性的效果。

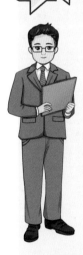

专家说

在日常生活中，有一些常见的物质虽然不被称为爆炸物，但如果使用不当或处理不当，也可能具有爆炸的危险性。包括气体罐：如液化石油气（LPG）、丙烷气罐、氧气罐、氮气罐等；燃气：如天然气或城市煤气；火药：包括烟花、鞭炮等燃放物品；某些化学制品：如漂白粉等；某些类型的电池：如锂电池；压力罐：如涂漆喷雾罐、压缩气体罐；汽油、柴油。上述物质如果在不适当的环境下受热或遇明火，也可能引发爆炸。

如何通过外观和声音识别人工制作爆炸物

爆炸物可用于识别的外观特征有：①不规则形状：由于爆炸物通常是手工制作或者在不稳定的环境下制造，它们的形状可能会不规则或者粗糙。②密封包装：爆炸物通常会被密封在某种包装材料中，例如塑料、纸张、金属或者布料等，以防止意外引爆或者泄漏。③电线、电池和开关：一些爆炸物可

能配备有电线、电池和开关等部件，这些部件用于引爆爆炸物。④黏性物质：一些爆炸物可能会被涂上黏性物质，例如胶水或者蜡，以便于将其固定在目标物体上。⑤印刷文字或者标记：一些爆炸物可能会印有制造商的名称、警告标志或者其他标记。

除此之外，倾听周围环境是否有异常声响，闻闻是否有奇怪的气味。如黑火药含有硫黄，会发出"臭鸡蛋（硫化氢）"味；自制硝铵炸药的硝酸铵会分解出明显的氨水味等。这些都可以作为识别爆炸物的线索。需要注意的是，这些方法只能帮助我们识别疑似爆炸物，并作出反应，比如立刻报警，选择掩体躲避等。爆炸物的鉴定、确认需要由公安部门进行。

（胡　婕　周飞虎）

50. 管制刀具对生命健康有哪些危害

管制刀具是指受到法律法规限制和监管的刀具，通常是那些具有潜在危险性或易被滥用的刀具。

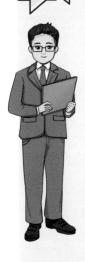

专家说

哪些刀具属于管制刀具

（1）刀片长度超过规定限制的刀具：一些国家和地区规定刀具的刀片不能超过一定长度，超过规定长度的刀具可能受到管制。如我国公安部规定刀尖角度小于60度，刀身长度超过150毫米的各类单刃、双刃和多刃刀具属于管制刀具。

（2）自动开启刀具：自动开启刀具是指可以通过按压按钮或其他机械装置快速打开刀片的刀具，这类刀具通常被认为具有潜在的危险性，因此可能受到管制。

（3）锋利或尖锐刀具：具有极锋利或尖锐刀片的刀具，如匕首（带有刀柄、刀格和血槽，刀尖角度小于60度）、剃刀等，可能会受到管制限制，因为它们可以被用作攻击性武器。

（4）隐蔽式刀具：设计成易于隐匿或伪装的刀具，如隐蔽在钢笔、扣子等物品中的刀具，可能会受到管制。

（5）特定用途刀具：某些专门用于军事、狩猎或战术目的的刀具，如刺刀、战术折刀等，可能会受到管制。

少数民族使用的藏刀、腰刀、靴刀、马刀等刀具的管制范围认定标准，由少数民族自治区（自治州、自治县）人民政府公安机关参照《管制刀具认定标准》制定。

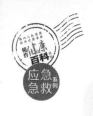
管制刀具对生命有哪些危害

（1）增加暴力犯罪风险：管制刀具如果被不法分子或犯罪分子非法使用，可能会增加暴力犯罪的风险。利用管制刀具进行攻击或抢劫可能导致受害者受伤，甚至丧生。

（2）意外伤害：即使是合法持有管制刀具的个人，如果使用不当或不慎操作，也可能造成意外伤害。刀具在使用过程中可能导致切割、刺伤等意外伤害，严重时甚至危及生命。

（3）滥用管制刀具：如果管制刀具被未成年人或无恶意的个人滥用，可能导致意外伤害或不当使用，从而对生命造成危害。

（4）增加自杀风险：一些研究表明，持有刀具等工具可能增加自杀风险。对刀具进行管制可以减少人们易于获取的自杀手段，从而降低自杀率。

（胡　婕　周飞虎）

51. 如果**被人挟持**了
应该怎么办

人质劫持是一种严重的犯罪行为，指犯罪嫌疑人以人质作为要挟对象，以获取金钱或达到其他目的的行为。

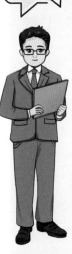

被人劫持后第一要务是保全性命，因此当事人要保持冷静，尽量避免激怒歹徒，观察环境和挟持者，尝试寻求周围人的帮助，尝试与挟持者沟通，寻找机会报警并等待救援，要坚定能够存活下去的信念。

面对歹徒如何让自己保持冷静

保持冷静是应对被挟持的关键。当事人尽量做到均匀呼吸，这有助于放松身体，减轻紧张感。尽量保持镇静，不要惊慌失措或过度恐慌。只有做到冷静才有可能作出理智判断，改变自己的境况。要相信通过冷静观察，理智应对，自己一定能够获救。

如何避免激怒歹徒

不要激怒歹徒，以免歹徒作出过激行为，危及自身安危。在不危及自身生命安全的情况下，可以尽量遵守劫匪的指示。也要避免眼神接触，眼神接触可能会让歹徒感到不安。但也不要看起来太躲闪或者胆小。

尝试与挟持者保持沟通。这有助于缓解紧张局势，也可以展示友好和平的态度。与此同时，要尽量配合，尽可能地提供有用的信息。通过这些尝试，不仅可以避免激怒歹徒，更重要的是可以了解歹徒意图，为下一步应对提供参考。

怎样寻找机会逃跑或报警

当被人挟持时，应尽量寻找机会逃离或寻求帮助。被劫持后应尽可能仔细观察周围环境，寻找逃跑路线，评估逃跑的可能

性。如果存在逃跑的可能，要在挟持者不注意或没留神的时刻，尽快逃出。如果是在开放环境，并且周围有人能够提供帮助，更要做逃跑尝试。一旦逃出歹徒控制，要第一时间寻求周围人员帮助，报警。如果身处歹徒控制下，周围环境也不满足逃跑条件，也要想办法留下求救信息。

在人身安全已经受到侵害的时候，是否要奋起反抗

在人身安全已遭受无法挽回的损失时，且短时间内无法获得救援，此时应奋起反抗。因为歹徒此时劫持目的很可能已转为杀人灭口，反抗侵害已成为当下最可行的自救措施。在反抗时应尽量保护自己的要害部位，如头部、脸部、胸部和腹部等。

（胡 婕 周飞虎）

52. 周围疑似有**爆炸物** 应该往哪里**躲**和**跑**

在处理爆炸物或爆炸装置时，掩体是一种重要的安全措施，可以帮助人员免受爆炸的直接冲击和碎片的伤害。

专家说

距离爆炸物多远才不会受到伤害

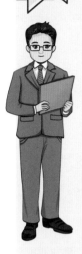

　　当我们发现身边有疑似爆炸物时，除了及时向公安部门报告，也要尽快寻找掩体进行躲避，那么躲避距离多远才能使自身不受到伤害？这要根据爆炸物的特点而定，因为不同类型的爆炸物其破坏力不同。例如，一枚小型手榴弹的杀伤范围与一颗大型炸弹相比要小得多。也就是说爆炸物的能量越大，其破坏范围也越大。其次，爆炸的高度和位置的不同造成的影响范围也不同。一般来说，地面爆炸的影响范围大于空中爆炸。

　　由此可知，当身边疑似有爆炸物时，我们无法判断可疑物品大小、爆炸能量，因此，应该尽快远离，距离保持越远越好，同时应寻找有利地形或建筑物掩护，等待专业人员到场处理。

爆炸物的掩体应该具备哪些特征

　　（1）结构坚固：掩体应由高强度、耐冲击的材料建造，如混凝土、钢铁或防爆材料，能够抵抗爆炸产生的冲击波和飞溅碎片。

　　（2）密封性：掩体应尽可能密封，以防止爆炸产生的火焰、气体或尘埃进入掩体内。

　　（3）内部设计：掩体内部应设计成能够最大限度地减少爆炸冲击波的影响，例如采用弯曲或倾斜的墙壁和角落，使用吸收冲击的材料。

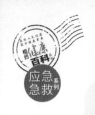

（4）安全出口：掩体应当有安全出口，以便在爆炸发生后能够快速撤离。

（5）通风系统：如果掩体需要人员长时间停留，应配备适当的通风系统，以确保空气流通并排出可能的有毒气体。

（6）防火性能：掩体应具有防火性能，能够抵抗爆炸引发的火灾。

如果没有符合标准的建筑物，也可选择地势低洼的区域作为掩体，这类区域可以有效躲避爆炸时产生的冲击波和爆炸碎片。

（胡　婕　周飞虎）

七

生产安全事故

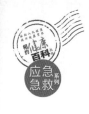

53. 为什么**进入工地**一定要**戴安全帽**

关键词

安全 防护

工地作为复杂且存在潜在危险的场所，随时可能发生高处坠落、物体掉落、摔倒等，工人们可能会受伤，甚至有生命危险；头部为人体中最重要的部位，多发伤中合并头部损伤会明显提高致残率及死亡率。

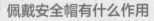

专家说

佩戴安全帽有什么作用

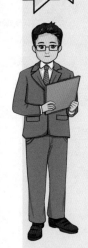

在工地中佩戴安全帽，可以很好地保护头部免受外力冲击、坠落物等伤害，减少头部受伤的风险并降低受伤程度，提高存活率及降低致残率。

不戴安全帽对生命健康带来的潜在风险

工地中不佩戴安全帽，在头部遭受打击时容易造成头皮裂伤、颅骨骨折、脑震荡、脑组织挫伤、脑出血，严重者可危及生命。

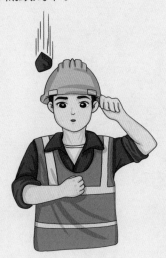

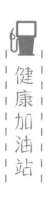

在工地中不慎受伤了该怎么办

如果我们在工地中不慎受伤，请谨记以下几点：①尽快离开危险区域，寻找安全空间，如丧失行动能力，则大声呼救或使用通信工具寻求帮助。②判断伤情，如伤势较轻，可先行简单处理，如包扎、止血等。③尽快拨打"120"寻求帮助，尽可能向医护人员详细描述受伤过程，以协助判断病情。

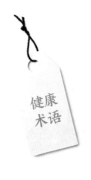

硬脑膜外血肿： 位于颅骨内板与硬脑膜之间的血肿。好发于幕上半球凸面，约占外伤性颅内血肿的30%，其中大部分属于急性血肿，其次为亚急性，慢性较少。其形成与颅骨损伤有密切关系。治疗应尽早，开颅清除血肿。

脑震荡： 是指头部遭受外力打击后，即刻发生的短暂脑神经功能障碍。临床表现为短暂性昏迷、逆行性遗忘，以及头痛、恶心和呕吐等症状，神经系统检查无阳性体征发现。它是最轻的一种脑损伤，经治疗后大多可以痊愈。

（吴俊文　章桂喜　刘静思）

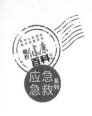

54. 为什么**工厂机器检修**必须至少是**两个人协作完成**

机器检修是一项复杂的作业，可能涉及移动或调整较重的部件、连接线缆，以及进行设备的调试、测试等工作，还可能遇到一些突发情况及危险，为了保障生产及生命安全，通常需两人及以上协作完成相关工作。

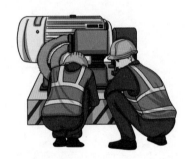
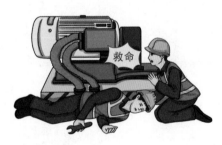

 专家说

如果不是两人及以上作业，对生命健康带来的潜在风险

机器检修是相对危险的工作，容易造成电击伤、高坠伤、冻伤等情况。仅有一人时，无法及时呼救及获取救援，两人及以上协同操作可相互照应，及时应对潜在的危险，减少事故发生。此外，机器检

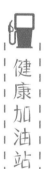

修过程中还可能会出现一些操作流程失误或者判断错误，带来经济、生命的损失。两人及以上一起操作时，可以相互审查、核对和纠正错误，避免因为一个人的疏忽而导致严重后果。

如何避免在检修过程中发生错误

我们可通过以下方法避免发生错误：工人们需做好充分准备，熟悉机器工作原理、掌握检修流程，制订检修计划，包括每个步骤的流程、耗时、资源和人员，严格按照规范要求进行操作；每个检修步骤完成后，进行审核和验收，确保工作的质量和正确性；定期培训和提升技能，保持工人专业知识和技能的更新，提高识别和纠正错误的能力；记录每次检修过程信息，包括出现的错误和解决的问题，总结改进措施。

健康加油站

机器检修过程出现意外情况该怎么办

检修过程中一旦发生意外，应立即停止检修，确保人员安全，撤离至安全区域；及时向负责人汇报，说明具体情况和可能的风险；如出现严重的机械故障或技术困难，联系设备制造商或维修服务提供商；对意外情况进行分析，避免类似问题再发生，采取适当的预防及改进措施。

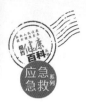

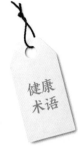

健康术语

冻伤：是由于寒冷潮湿作用引起的人体局部或全身损伤。常见为皮肤、手脚冻伤，表现为受冻部位冰凉、苍白、坚硬、感觉麻木或丧失。严重者称为冻僵，表现为神志模糊或昏迷，肌肉强直，瞳孔对光反射迟钝或消失，血压降低，可出现心律失常、心室纤颤，严重时心跳停止。

（吴俊文 章桂喜 刘静思）

55. 高空作业人员
有哪些安全措施

　　高空作业指工作环境处于一个较高的位置，相对于普通工作场景来说，高空作业的环境相对较为复杂和危险。为了确保工人的安全，单位必须强制采取相关的安全措施。

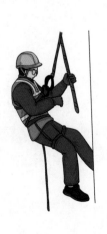

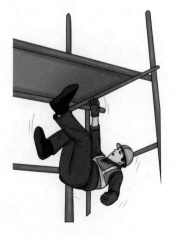

专家说

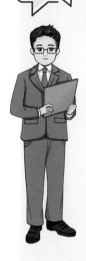

高空作业对生命健康的潜在威胁

　　高处坠落是高空作业最常见的风险，工作人员失足或安全设备出现故障都可能导致坠落，造成严重伤害，甚至危及生命。物体坠落（工具、材料等）亦可能导致下方人员受伤。天气也是一个危险因素，如暴风雨、雷电时会导致雷击伤或增加坠落风险。还需注意高压线、电线等的危险，避免遭受电击。此外，如处于空间有限的高空进行作业，还需保持空气流通，避免缺氧。

高空作业时突发暴雨该怎么办

　　高空作业时如果突发暴雨，应立即停止作业并撤离高空区域，尽快下降到安全地面。在面对突发的恶劣天气时，安全第一，及时采取行动是最重要的。应确保所有作业人员都能安全撤离高空作业区域，并等待恶劣天气状况改善后再考虑是否继续作业。

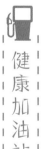

健康加油站

高空作业过程中不慎受伤该怎么办

　　如在高空作业中不慎受伤，首先应保持镇定，稳定姿势，停止作业，确保安全；然后通知工作人员，请求救援，协助撤离危险环境，采取简单的急救措施，如止血、包扎伤口等；尽快拨打"120"，请求专业医疗救援；按照应急处理预案进行相应的处理流程；将

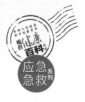

事故详细情况向负责人报告，进行事故调查，提出改善方案，预防伤害事件再次发生。

 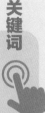
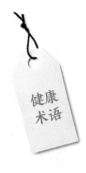

健康术语

雷击伤： 雷电穿过人体所引起的损伤，受伤地点多为旷野和无避雷设备的高大建筑物内或大树下。人体可因电流的直接作用休克或中枢麻痹而死亡，也可被超高温闪电火花烧伤、休克死亡。此外，闪电的高热使周围空气剧烈膨胀，所形成的巨大冲击波亦可给机体造成严重的机械性损伤。

（吴俊文　章桂喜　刘静思）

56. 为什么**粉尘**会 **引起爆炸**

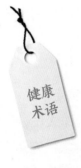

健康术语

爆炸伤： 是指在爆炸中由于冲击波、碎片、烟尘等造成的身体损伤。这种伤害可能涉及皮肤烧伤、呼吸道损伤、内脏损伤等，严重者可致肢体断离、内脏粉碎。

我们常在新闻中听说粉尘爆炸，那么粉尘爆炸的关键因素有哪些？首先是可燃物质，其由细小的固体颗粒组成，具有可燃性或可爆炸性，与空气在密闭空间中混合达到爆炸极限，在遇到点火源时可引起爆炸。粉尘爆炸可造成重大的经济损失及人员伤亡。

可燃物粉尘

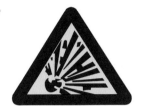

点火源

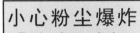

小心粉尘爆炸
Warning dust explosion

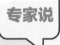

扩散性

密闭空间

爆炸浓度

专家说

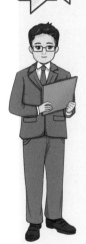

粉尘爆炸对人体有哪些危害

　　爆炸时释放大量能量，引发火灾，造成瞬时高温、高压和剧烈冲击波，导致皮肤烧伤、呼吸道损伤、骨折等严重伤害，甚至死亡；爆炸时周围物体、建筑会受到冲击波的影响，导致物体的破坏或坍塌，对人体造成伤害；爆炸产生的大量粉尘颗粒进入呼吸道后，会造成呼吸道刺激、炎症，甚至窒息，危及生命；爆炸使化学物质蒸发或分解，产生有毒气体。

如何预防粉尘爆炸

　　生产单位必须严格按照国家标准对生产场所进行设计，首选单层建筑，屋顶选用轻型结构，多层建筑则宜采用框架结构，厂房间距须在 20 米以上。厂房

内还须配备以下设施：泄爆口、疏散通道、存储场所（可监测、控制粉尘温度以及浓度）、除尘系统、消防设备，防火、防（静）电、防雷、可控粉尘的卸料系统，通风系统等。对容易形成易爆混合物的设备，加入惰性物质（如氮气等），降低氧含量，预防爆炸发生。强制学习安全生产规范，定期开展安全学习培训班，以及对生产场所进行安全排查。

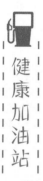

健康加油站

遇到粉尘爆炸该怎么办

　　首先保持镇定，大声呼救，尽快离开现场，设法通知周围群众远离爆炸现场以避免二次爆炸时造成更大的损失；尽快拨打"119"火警电话求救，并告知消防员详细的粉尘性质，因为不同粉尘的灭火方式可能存在差别；如有人员受伤，需同时拨打"120"请求救援；通知所在单位领导，尽快进行现场指挥工作，如非专业人员，不建议自行救火。

（吴俊文　章桂喜　刘静思）

57. 为什么**化学药品**必须放置在特定的位置

化学药品通常具有易燃、易爆、有毒、腐蚀等性质，如果这些药品没有妥善存放，可能会引发泄漏、火灾、爆炸等事故。将化学药品放置在特定条件的位置（如通风、干燥、密封、避光、防潮等）有助于控制风险，减少事故发生。同时有助于分类和整理，避免混淆、错误使用等，还有助于管理和监控其数量、使用情况和安全状况等。

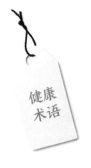

健康术语

药品失效期：
药品在一定的贮存条件下，能够保证质量的期限。药品由于长时间未使用或不当保存会导致药效降低或完全丧失。药品失效可能是由于药品成分的分解、氧化、水解或其他化学变化，也可能是由于药品受到光、热或湿度等外界环境因素的影响而失去活性。当药品失效后，其疗效将无法达到预期，甚至可能造成健康风险。

关键词

化学药品 分类 储存

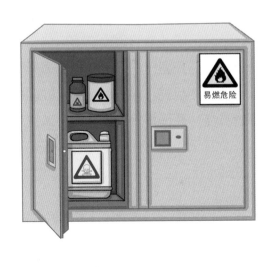

专家说

化学药品储存不当的后果有哪些

化学药品储存不当可能出现以下后果：①火灾和爆炸，造成人员伤亡和财产损失；②某些化学药品在特定条件下会发生化学反应，导致释放出有毒物质或产生爆炸，对环境、人体健康造成危害；③一些化学药品具有腐蚀性，如果储存不当，可能腐蚀容器、周围物体或者挥发，造成人员皮肤、呼吸道烧伤，甚至中毒等；④化学药品受到光、热、湿度等因素影响，储存不当可能导致药品质量下降、疗效减弱或完全失效。

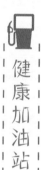

健康加油站

化学药品不慎挥发了该怎么办

如果化学药品不慎挥发了，首先要确保自己的安全并按以下方法处理：①尽量远离泄漏区域，移动到较远的地方呼吸新鲜空气。②戴上适当的防护装备，如呼吸器、手套、护目镜等，以避免接触有害物质。③确保泄漏区域远离明火或任何可能引发火灾或爆炸的物体。④打开窗户，尽可能增加通风，帮助有害气体迅速稀释并散去。⑤在确保安全的前提下，可尝试清理泄漏物，并妥善处置废弃物。请注意，处理化学药品泄漏是一项危险任务，需要谨慎对待。如果不确定该如何处理，应立即寻求专业人员或机构的帮助。

（吴俊文　章桂喜　刘静思）

58. 不小心接触到了 化学品该怎么办

化学品往往具有毒性、腐蚀性等，如不小心接触到时请采取以下措施：①撤离、隔离，避免再次接触造成进一步伤害；②快速清除，需根据不同类型的化学品特性，按指引清洗泄漏的化学品，否则容易引起化学反应，造成进一步的伤害；③尽快就医，并向医护人员提供详细的化学品信息及紧急处理指南。

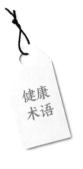

健康术语

关键词

化学品 处置措施

安全数据表（SDS）： 危险化学品生产或销售企业按法规要求向客户提供关于化学品组分信息、理化参数、燃爆性能、毒性、环境危害，以及安全使用方式、存储条件、泄漏应急处理、运输法规要求等16项内容的综合性说明文件。

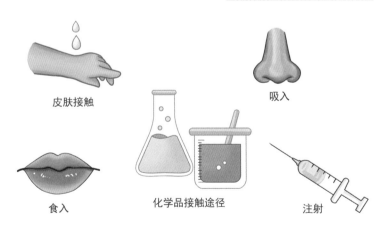

皮肤接触

吸入

食入

化学品接触途径

注射

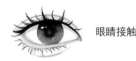

眼睛接触

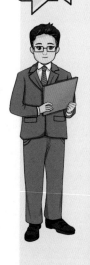

化学品对人体的危害

　　化学品具有多种特性，可对人体造成不同的危害。例如，可对人体器官产生直接的毒副作用，影响呼吸、消化、神经、泌尿系统等器官的功能，引起急、慢性中毒。可腐蚀人体组织，引起皮肤、眼睛和各处黏膜的化学烧伤。部分化学品易燃、易爆性，如不当地储存、使用可能导致火灾或爆炸，造成烧伤、爆炸伤，甚至死亡。某些化学品能夺取环境中的氧气，导致窒息。常见的窒息性化学品包括一氧化碳、氰化物等。部分化学品能够引起过敏反应，如皮肤瘙痒、水疱、呼吸道不适等。化学品的不正确使用和处理可能对环境造成危害，如水体、土壤和大气的污染，进而危及人体健康。

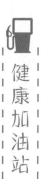

健康加油站

如何正确使用化学品

　　如上所述，化学品存在一定的危险性，我们需按照以下方案进行使用：按照标签或安全数据表（SDS）上的建议进行储存；使用前仔细阅读产品标签和SDS，了解化学品的特性、危害和安全操作指南；佩戴适当的防护装备，避免直接接触化学品，特别是皮肤、眼睛、呼吸道及口腔；按照SDS进行废弃物分类和处理，避免对环境和健康造成危害。

一氧化碳中毒了该怎么办

迅速撤离至通风区域，保持患者气道通畅，拨打"120"，观察患者心率、呼吸情况，如呼吸微弱或心跳、呼吸停止的患者可行胸外心脏按压及人工呼吸。

（吴俊文　章桂喜　刘静思）

59. 矿井塌了出不去该怎么办

如遇到矿井坍塌出不去了，请谨记以下处理方法：首先双手抱头，双臂护脸，下蹲抱团，脸藏于双膝之间，然后小心移动身体至安全区域，尽可能地靠近水管、煤气管道等金属结构，在等待救援时可敲打金属发出响声，便于救援人员定位；尽快打开通风管，保持通风，防止缺氧及窒息；拨打救援电话并尽可能地保持通信；为了延长营养支持的时间，须合理地分配食物及饮用水。在矿井坍塌时，除了生命危险，还要面对黑暗、封闭的环境，可能导致绝望情绪的产生，所以我们必须保持乐观的心态，强烈的求生欲是支撑精神的重要因素。

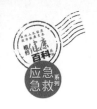

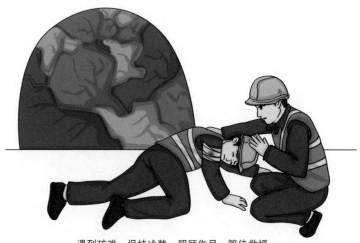

遇到矿难，保持冷静；照顾伤员，等待救援

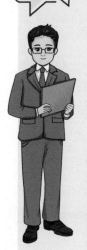

专家说

矿井坍塌对生命健康的影响

矿井坍塌时大量的岩石突然坍塌，撞击到周围人员，造成头部、身体和四肢外伤，包括擦伤、割伤、砸伤、骨折、挤压伤等；此外，瓦斯（煤层气）、一氧化碳等有毒气体可能会被释放，导致窒息、中毒和死亡；空气流通受阻，氧气不足或者因为坍塌掩埋导致工人缺氧，造成窒息甚至死亡；矿井坍塌还可引发火灾，产生的高温会造成人员烧伤、窒息，甚至死亡；最后，人员还需面临生命威胁和长时间的恐惧等，导致心理创伤。

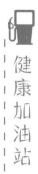

矿井坍塌后受伤了该怎么办

矿井坍塌时如不慎受伤了，首先需保持镇定，迅速判断自身伤情，尽可能移动至安全区域；如有出血情况，可使用纱布或衣服进行包扎，避免剧烈活动，以免加重伤势；注意使用衣物保暖；耐心等待救援。

被困后缺水该怎么办

首先节约口水，避免大声喊叫或过度呼吸。然后寻找周围环境中是否有雨水、地下水等，可以尝试用衣物或布条过滤净化水源后饮用，必要时收集自己的尿液进行饮用。尽量避免饮用咸水或有毒水，以免加剧脱水情况。

（吴俊文　章桂喜　刘静思）

60. 工厂起火应该往哪里跑

工厂是较易发生火灾的场所，我们必须熟悉其起火时的逃生路线。首先寻找最近的绿色安全出口标志，通过安全通道或楼梯尽快逃离火场，严禁使用电梯；如通过安全出口逃离失败，利用就近的门窗逃生，若门窗关闭或锁住，要立即破拆逃生；如逃离失败，应尽快远

离起火点及危险品存放区域，应沿楼梯上至平台或站在醒目的窗口发出求救信号，等待救援。

专家说 工厂火灾对生命健康的危害

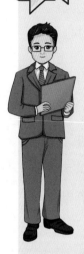

火灾会产生高温、浓烟和有毒气体，造成人员烟雾中毒、窒息、烧伤等危害。此外，逃生过程中可能会发生踩踏事件、建筑坍塌等危险情况。

在工厂火灾中被困该怎么办

如在火灾中逃离失败，需迅速寻找避难地点，可选择避难层或有防火门的空间等，关闭门窗，用湿毛巾堵住门缝，以防烟气渗入。尽量趴低身体，靠近地面，避免吸入烟雾和有毒气体。使用湿毛巾、衣物等捂住口鼻，减少吸入烟雾和有害气体。拨打"119"，等待救援人员到达。

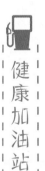

健康加油站

工厂火灾时可以自行灭火吗

自行灭火时，必须考虑以下几点：①确保自身安全最为重要。如果火势过大、烟雾浓厚或者没有消防器材也没经过专业训练，千万不要冒险尝试灭火，应立即撤离并报警。②根据火灾的类型（如电器火、油类火灾等），选择适合的灭火器材。常见的灭火器包括干粉灭火器、二氧化碳灭火器等。③将喷嘴对准火焰根部喷射。④在灭火过程中，时刻注意逃生通道的情况，随时准备撤离。

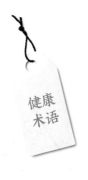

防火避难层： 是指在高层建筑中用特殊的阻燃材料建成，具有防火、防烟等特点，以供人员在火灾时避难的场所。其地板、天花板、楼梯等都有较强的防火和耐火性，而且还配备专门的增压设备，将空气往避难层外压出，防止浓烟和烈火的侵入。

（吴俊文　章桂喜　刘静思）

61. 为什么**医疗垃圾**要**单独丢弃**

医疗垃圾通常带有细菌、病毒等，具有感染性及伤害性，我们在处理医疗垃圾时需按规定进行收集、运送、储存、处置等。

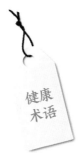

职业暴露：是指医护人员在工作中接触含有患者体液、血液等可能携带病原体的物品时，有可能受到感染的情况。这种暴露一般发生在医疗过程中，例如在治疗患者时意外被尖锐或锋利的器具刺伤、划伤，溅射血液或其他体液到身上等情况。对医疗职业暴露的防范和处理至关重要，包括及时接受预防措施和紧急处理，以降低感染风险。

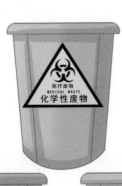

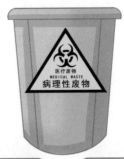

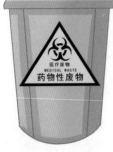

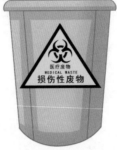

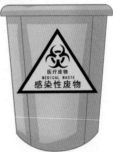

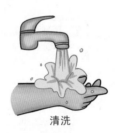

清洗

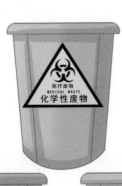

勿触摸眼、口、鼻及开放伤口

寻求医疗帮助

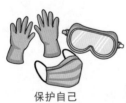

保护自己

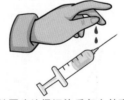

被医疗垃圾污染后怎么处理

通知医生

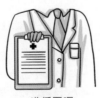

遵循医嘱

保留证据

专家说 医疗垃圾对生命健康的影响

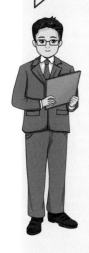

医疗垃圾对生命健康的影响主要体现在以下几个方面，包括①传染性疾病传播：医疗垃圾中通常含有病原体，如细菌、病毒等，可能导致传染性疾病传播、细菌病毒感染等，威胁健康。②有毒物质暴露：医疗垃圾中的有毒化学品如药物残留、废弃药品等，如果随意丢弃或处理不当，可能会造成中毒。③生态破坏：医疗垃圾可能对生态环境造成破坏（如水源、土壤等），进而影响人类生存环境和健康。

被医疗垃圾污染后该怎么办

如果受到医疗垃圾污染，应该立即采取以下措施：①尽快移出污染区域，避免与可能受污染的物品接触。②立即更换污染物接触过的衣物，并清洗受污染的皮肤部位。③如果呼吸道受到污染，尽快到空气流通的场所。④追查该医疗垃圾的信息，如存在特殊感染情况，请尽快上报有关部门并采取预防感染措施。⑤如果出现任何不适症状或健康问题，如呼吸困难、皮肤过敏等，应尽快就医并告诉医生可能受到医疗垃圾污染的情况。

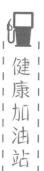

健康加油站

针刺伤后该如何处理

医疗垃圾的注射器针中通常带有患者的病原体，不慎被刺后可能造成感染，建议按以下方案进行处理：①立即自近心端向远心端挤压受伤处，将血液挤出；

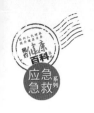

②使用肥皂水或流动清水清洗伤口，碘伏消毒后包扎；
③对该患者及伤者进行传染病监测，上报有关部门，根据情况进行医学观察、预防用药、疫苗接种等。

（吴俊文　章桂喜　刘静思）

关键词

排污　污水处理

62. 为什么**工业废水不能直接排放到河流**中

　　工业废水中通常含有重金属、有害物质等，可导致生态系统破坏、影响水生生物的多样性，甚至危害人类饮水安全和健康，所以不能直接排放到河流中。

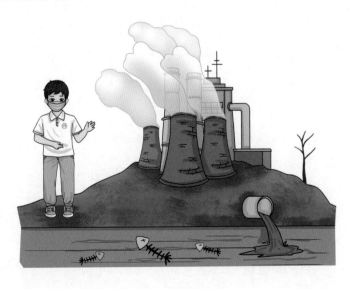

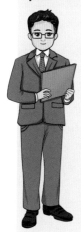

专家说

工业废水对生命健康的危害

工业废水通常含有有害化学品、重金属、病原体等，其可造成水源污染。如人类直接饮用被污染的水或食用被污染的水产物，可能导致（重金属）中毒、感染疾病等；直接接触或废水蒸发后形成降雨，可能导致人类皮肤疾病，甚至皮肤癌等；废水蒸发被人体吸入后可能导致呼吸道疾病，如哮喘、咳嗽，甚至肺癌等。

工业废水需经过哪些处理后才能排放

工业废水需经过以下几种方法进行处理，包括①物理处理：如筛网、沉淀、过滤等方法，用于去除悬浮物、大颗粒固体。②化学处理：通过加入化学药剂如氧化剂、絮凝剂、中和剂等，对废水中的有机物和无机物进行氧化、沉淀或中和。③生物处理：利用微生物降解有机物质的生物技术，例如活性污泥法、生物膜法等，将废水中的有机污染物转化为无害物质。④其他处理：包括吸附、膜分离、氧化、电化学方法等，用于去除难降解的有机物、重金属等。只有通过合格处理后的废水才能进行排放。

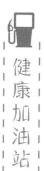

健康加油站

如何判断重金属中毒

重金属中毒患者常见临床表现为恶心、呕吐、腹泻、口中有金属味、头晕、乏力、口周麻木、血压下降、脉搏细速、少尿（无尿）、咳嗽、胸痛、呼吸困难

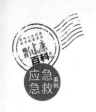

等，如有重金属接触史，则需高度怀疑重金属中毒，应尽快就医。

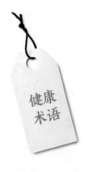

重金属中毒：是指重金属元素引起的中毒反应，多为铅、汞、镉、砷等元素。重金属能够破坏蛋白质结构、抑制酶活性、干扰细胞正常代谢，导致消化系统、神经系统、循环系统、呼吸系统、肝肾等器官功能受损，甚至危及生命。

（吴俊文　章桂喜　刘静思）

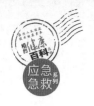

相约健康百科丛书

人物关系介绍

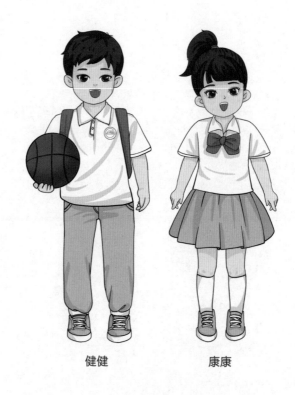

健健   康康

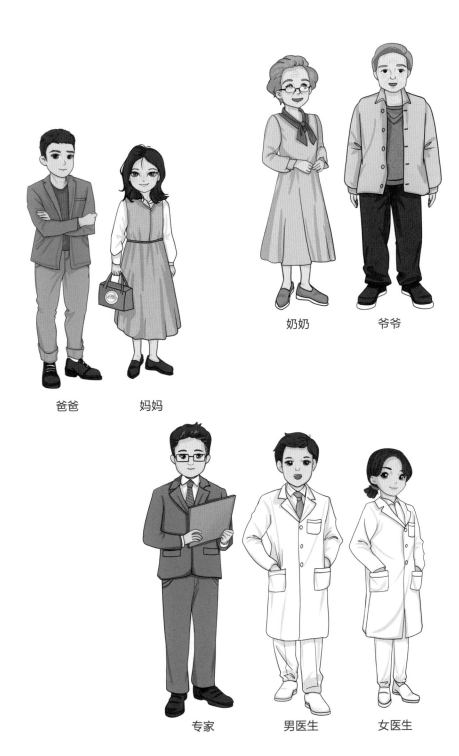

爸爸　　　　妈妈　　　　　　奶奶　　　　爷爷

专家　　　　男医生　　　女医生

图书在版编目（CIP）数据

灾难逃生急救 / 刘中民，王立祥主编． -- 北京：
人民卫生出版社，2024．7．--（相约健康百科丛书）．
ISBN 978-7-117-36594-9

I. R459.7

中国国家版本馆 CIP 数据核字第 2024P4V292 号

人卫智网	**www.ipmph.com**	医学教育、学术、考试、健康，购书智慧智能综合服务平台
人卫官网	**www.pmph.com**	人卫官方资讯发布平台

相约健康百科丛书

灾难逃生急救

Xiangyue Jiankang Baike Congshu
Zainan Taosheng Jijiu

主　　编：刘中民　　王立祥
出版发行：人民卫生出版社（中继线 010-59780011）
地　　址：北京市朝阳区潘家园南里 19 号
邮　　编：100021
E - mail：pmph @ pmph.com
购书热线：010-59787592　010-59787584　010-65264830
印　　刷：鸿博睿特（天津）印刷科技有限公司
经　　销：新华书店
开　　本：710 × 1000　1/16　印张：22
字　　数：285 千字
版　　次：2024 年 7 月第 1 版
印　　次：2024 年 8 月第 1 次印刷
标准书号：ISBN 978-7-117-36594-9
定　　价：72.00 元

打击盗版举报电话：**010-59787491**　E-mail：**WQ @ pmph.com**
质量问题联系电话：**010-59787234**　E-mail：**zhiliang @ pmph.com**
数字融合服务电话：**4001118166**　E-mail：**zengzhi @ pmph.com**